Stoffwechsel beschleunigen und anregen

Gesundheit ankurbeln leicht gemacht! Die besten Tricks, um die Fettlogik zu überwinden & Fett zu verbrennen am Bauch und gesamten Körper! Inklusive Stoffwechseldiät

Isabella Dresner

2. Auflage

Inhaltsverzeichnis

Einleitung

Das Thema Abnehmen ist mittlerweile in aller Munde, auch in Deutschland. Trotz Diäten und Achten auf Kalorien schaffen wir es einfach nicht, abzunehmen. Daher machen die Meisten eine Diät nach der anderen, mit dem traurigen Ergebnis, das Thema Gewicht verlieren auf Dauer doch nicht unter Kontrolle zu bekommen. Man mag sich gar nicht mehr in enger Kleidung oder im Badeanzug zeigen. Was soll man also machen? Noch eine Diät oder wieder zum Abendessen nur ein Salatblatt essen? Das ist doch frustrierend, denn der Jo-Jo-Effekt wartet ja schon auf einen.

Mal ehrlich gesagt, jeder möchte gerne schlank und attraktiv aussehen und sich in seiner Haut wohl fühlen, oder nicht? Die Werbung verspricht uns viele Wunderdiäten und -mittel, aber leider hält sie nicht das, was sie verspricht.

Und dabei gibt es eine einfache Vorgehensweise, wenn wir abnehmen wollen: unseren Stoffwechsel wieder ankurbeln. Denn er muss gut funktionieren, wenn wir Fett abbauen wollen. Mit einem regen Stoffwechsel spielen die Kalorien keine große Rolle mehr.

Aber was ist der Stoffwechsel? Bestimmt hast du den Ausdruck schon öfter mal gehört, aber weißt du auch, was er genau bedeutet? Wenn du abnehmen willst, solltest du dich etwas mehr mit der Materie auseinandersetzen. Was ist ein schneller Stoffwechsel und was ist ein langsamer?

Der Stoffwechsel hilft unser aber nicht nur beim Abnehmen, sondern ist auch zuständig für die Nährstoffversorgung unseres Körpers und viele andere Vorgänge in ihm. In diesem Buch lernst du alles, was du über das Thema wissen musst, um deinen Stoffwechsel optimal für das Fettverbrennen und deine Gesundheit einzusetzen.

Hast du das Gefühl, dass dein Stoffwechsel vielleicht zu langsam funktioniert? Möchtest du wissen, was du tun kannst, um ihn anzuregen?

In diesem Buch habe ich dir die besten Tipps und Tricks zusammengestellt, damit du verstehst, wie es geht. Denn es funktioniert wirklich! Aber du wirst auch lernen, was dem Stoffwechsel überhaupt guttut und was ihm schadet.

Wenn du also wirklich und auf Dauer abnehmen willst, dann bekommst du hier die richtige Information und einfache Erklärungen, um den Stoffwechsel wieder auf Trab zu bringen. Aber es hilft dir auch, wenn du deinen gut funktionierenden Stoffwechsel einfach nur erhalten willst.

Stoffwechsel

Der Begriff Stoffwechsel (oder Metabolismus aus dem Altgriechischen) wird häufig falsch verstanden und nur auf die Verdauung und das Thema Abnehmen reduziert. Doch der Stoffwechsel ist viel mehr, und die Verdauung ist nur ein Teil von ihm. Schauen wir uns also zunächst einmal an, was der Stoffwechsel wirklich ist, damit wir dieses Verständnis ausnutzen können, um unser Gewicht in den Griff zu bekommen und gesünder zu leben.

Was ist der Stoffwechsel?

Der Stoffwechsel beinhaltet alle chemischen Prozesse, die in unserem Körper stattfinden, um uns am Leben zu erhalten, er ist also keine Sache. Dazu verwendet der Stoffwechsel jegliche Nahrung, die er bekommt – feste, flüssige und gasförmige. Er sortiert sie, zerlegt sie in ihre Bestandteile, transportiert sie, verwandelt sie in für den Körper verwendbare Stoffe, baut damit körpereigene Stoffe auf und scheidet die unbrauchbaren aus.

Was ist der Sinn dieser Prozesse? All das ist notwendig, damit wir richtig funktionieren. Durch die Energie, die der Körper so erhält, bekommt er Brennstoff und Wärme, aber auch Aufbaustoffe für Organe, Knochen und Muskeln, Fett, Hormone und Blut. Der Stoffwechsel sorgt also dafür, uns am Leben zu erhalten, Körperzellen aufzubauen und unseren Körper mit Energie zu versorgen. All dies findet in unserem Körper auf Zellniveau statt. Hierzu gehören also die Verdauung (Umwandlung der aufgenommenen Nahrung in körpereigene Stoffe), aber auch die Atmung, Körpertemperatur, etc.

Die meisten Personen denken aber, wie schon oben gesagt, bei dem Wort Stoffwechsel vor allem an das Verbrennen der aufgenommenen Energie, d. h. unserer verspeisten Mahlzeiten, da sie vor allem ihr Gewicht interessiert, in anderen Worten ihre Kalorienbilanz, und sie sind weniger daran interessiert, wie der Rest ihres Körpers funktioniert. Und mit diesem Thema des Stoffwechsels wird sich auch dieses Buch beschäftigen, denn es soll uns helfen, zu verstehen, wie wir mit einem gut funktionierenden Stoffwechsel effektiv und auf Dauer Gewicht verlieren können. Wir verstehen also in diesem Buch einen schnellen Stoffwechsel als einen hohen Kalorienverbrauch und einen langsamen Stoffwechsel als einen niedrigen Kalorienverbrauch, auch wenn das Wort Stoffwechsel viel mehr beinhaltet.

Wie funktioniert unser Stoffwechsel also?

Das Wort Stoffwechsel besagt es schon: Er versorgt alle Zellen unseres Körpers mit Stoffen, die er auf irgendeine Art und Weise erhält und die für uns lebensnotwendig sind, und transportiert die Gift- und Abfallstoffe aus unserem Körper heraus.

Die Prozesse des Energiestoffwechsels finden alle in unserem Verdauungssystem statt. Im Magen und Darm werden die Nährstoffe in ihre Bestandteile zerlegt, in der Leber werden sie dann in körpereigene Substanzen umgewandelt und aufgebaut, die unser Körper benötigt.

Welche Arten von Stoffwechsel gibt es?

Wenn wir von unseren drei Haupt- oder Makronährstoffen sprechen - Kohlenhydrate, Proteine und Fette, die unserem Körper durch die Nahrungsaufnahme Energie zur Verfügung stellen – dann können wir drei verschiedene Stoffwechsel unterscheiden. Es ist gut, ein bisschen mehr darüber zu wissen.

Kohlenhydratstoffwechsel

Kohlenhydrate bekommt unser Körper über die Nahrung vor allem durch jede Art von Zucker, Brot und andere Mehlspeisen, Kartoffeln, Obst und Gemüse sowie verdauliche Ballaststoffe. Die Kohlenhydrate sind die Hauptenergiequelle unseres Körpers und aus denen er am schnellsten Energie erhalten kann.

Dazu muss der Körper sie aber erst in Glukose zerlegen, was im Magen und Darm mithilfe von Enzymen geschieht. Über die Blutbahn kommen diese Einfachzuckermoleküle dann zur Leber, wo sie in körpereigene Stärke, das Glykogen, verwandelt werden. Sie baut also die Einfachzuckermoleküle wieder zusammen zu neuen Mehrfachzuckern, mit denen unser Körper etwas anfangen kann. Die Leber versorgt den Körper ständig mit diesen neu geschaffenen Kohlenhydraten, kann das überschüssige Glykogen aber auch in ihr selbst kurzfristig als Energievorrat speichern. Dieser Vorrat ist jederzeit bei Bedarf sofort verfügbar. Falls wir aber zu viele Kohlenhydrate aufnehmen, wandelt die Leber das Glykogen in Fett um und speichert es im Körper als Fettgewebe, sozusagen für schlechte Zeiten. Wenn sie dann öfter diese Fettspeicher aufstockt, haben wir Probleme mit dem Übergewicht und evtl. auch einer Fettleber.

Eiweißstoffwechsel

Eiweiße nehmen wir vor allem durch Fleisch, Fisch, Milchprodukte und Eier auf. Bei der Verdauung im Magen und im Darm werden die Eiweißmoleküle der Nahrung in ihre Bestandteile, die Aminosäuren zerlegt. Von dort kommen sie über die Blutbahn in die Leber, die diese Aminosäuren wieder zusammenbaut, dieses Mal aber zu körpereigenem Eiweiß, dass wir zum Aufbau der Muskeln, aber auch für Hormone und Enzyme, Blutkörperchen, Haut und Haare und viele andere Funktionen benötigt werden und natürlich für die Energiegewinnung.

Fettstoffwechsel

Auch, wenn Fette einen schlechten Ruf für unsere Gesundheit haben, sind sie für unseren Körper notwendig. Wichtig ist dabei, darauf zu achten, welche Fette wir zu uns nehmen. Wir finden Fette in fetthaltigem Fleisch und Fisch, Eiern, Milchprodukten und pflanzlichen Ölen. Fette sind wichtige Energielieferanten für unseren Körper. Daher legt er die Fettdepots an. Sie werden aber auch von ihm für die Zellstrukturen benötigt und um zum Beispiel Hormone zu bilden.

Die Fette, die wir über die Nahrung zu uns nehmen, werden im Darm durch Enzyme der Bauchspeicheldrüse und Gallensäure in Fettsäuren und Glyzerin aufgespalten. In der Darmwand werden diese erneut zu einer fein verteilten Emulsion vereinigt, in den Blutkreislauf aufgenommen und weitertransportiert. Wenn wir mehr Fett aufnehmen als wir brauchen, wird dieses Fett im Körper vor allem als Bauchfett gespeichert.

Ein kleiner Exkurs über das Bauchfett im Speziellen und Übergewicht im Allgemeinen

Ein Großteil der Bevölkerung hat Probleme mit dem Gewicht, und die meisten mit Übergewicht, und möchten gerne einige lästige Pfunde loswerden. Und das Fett, das uns am meisten stört, ist meist das Bauchfett.

Als Erstes, was ist zu viel Bauchfett? Es gibt Richtwerte, die uns dies anzeigen.

- bei Männern: ein Bauchumfang von mehr als 94 cm
- bei Frauen: ein Bauchumfang von mehr als 80 cm.

Kann man mit einer Diät gezielt am Bauch abnehmen? Die Antwort ist Nein. Wo wir Fett ansetzen und abnehmen, ist genetisch bedingt. Aber die gute Nachricht ist, dass es leichter ist, am Bauch Fett zu verlieren als an anderen Körperstellen. Denn unser Körper verwendet das Bauchfett als kurzfristigen Energiespeicher. Es wird als Erstes wieder abgebaut, wenn die Energie in der Leber und in den Muskeln zu Ende geht.

Der „Bierbauch" ist vor allem bei Männern bekannt, da sie mehr zur Apfelkörperform neigen. Frauen setzen mehr Speck an den Hüften und Oberschenkeln an, haben also eher die sogenannte Birnenform. Aber dieses ist nicht zwingend so, es gibt auch Frauen mit Apfelform und Männer mit Birnenform. Bedingt ist es wieder durch unsere Genetik.

Negative Auswirkungen von Übergewicht auf unsere Gesundheit sind Bluthochdruck, Diabetes Typ 2, erhöhte Blutfettwerte, Herzinfarkt, Schlaganfall, Gelenk- und Rückenprobleme, Arteriosklerose, Alzheimer, einige Krebsarten und andere mehr. Wir sollten also Gewichtsprobleme keineswegs auf die leichte Schulter nehmen. Und das Fett am Bauch ist das gefährlichste für unsere Gesundheit. Warum?

Am Bauch befindet sich das Fett unter den Muskeln im Bauchinnenraum und umgibt die Eingeweide und Organe. Das andere Körperfett ist meist Fett, das unter der Haut liegt und mehr oder weniger passiv ist. Bauchfett sieht nicht nur hässlich aus, es hat auch eine negative Wirkung auf unseren Stoffwechsel, d. h. es beeinflusst ihn direkt. Wie funktioniert das?

- Bauchfett sorgt dafür, dass für unseren Körper **schädliche Cholesterin-Fettsäuren** produziert werden, die sich in unseren Arterien ablagern, sie also verengen und damit zuerst **Bluthochdruck** und **Herzprobleme** verursachen, aber in fortgeschrittenem Stadium sogar einen **Herzinfarkt oder Schlaganfall** hervorrufen können, je nachdem, wo die Arterienverengung ist.

- Zu viel Fett im Bauchbereich sorgt für verschiedene negative Hormonausschüttungen, die unseren Blutzuckerhaushalt durcheinander bringen und auf Dauer zu Insulinresistenz und Diabetes Typ 2 führen können. Andererseits melden sie unserem Gehirn, dass wir wieder Hunger haben, auch wenn Essen noch gar nicht notwendig ist. Sie sorgen auch für einen Anstieg der Entzündungen in unserem Körper und schwächen unser Immunsystem.

Ich will dich hier nicht beunruhigen, aber es ist wichtig, Bescheid zu wissen. Und dies sind also alles gute Gründe, das unangenehme Bauchfett möglichst bald wieder loszuwerden. Mit einer Diät wirst du wahrscheinlich Probleme haben, das zu erreichen. Denn Diäten führen an erster Stelle zu Wasser- und Muskelverlust, nicht aber zur Fettreduzierung. Dafür müsstest du schon sehr stark hungern. Außerdem sind die meisten Diäten nicht gesund, und man fühlt sich sehr gestresst, und wenn man sie beendet, kommt der bekannte Jo-Jo-Effekt, und schon hat man die Kilos wieder drauf oder sogar noch ein paar mehr.

Es ist also besser, etwas für deinen Körper zu tun, dass dir wirklich hilft, um das Fett loszuwerden, und dafür ist eine Stoffwechselanregung das Beste. Kommen wir also zurück zu unserem Thema.

Was bewirkt ein falsch funktionierender Stoffwechsel

Wenn unser Stoffwechsel auf dem Gleichgewicht kommt, nennt man das Stoffwechselstörungen, die verschiedene unangenehme Auswirkungen auf unseren Körper haben können, wie zum Beispiel ein schwaches Immunsystem und fehlende Vitalität, schlechte Laune,

Konzentrationsprobleme, Übergewicht, Verdauungsprobleme und Hautprobleme (unreine Haut und vorzeitige Alterung). Aber es ist auch möglich, dass sich die Stoffwechselstörungen auf Dauer als Diabetes, Bluthochdruck, Gelenk- und Rückenschmerzen oder schlimmere Leiden äußern, wie ich bereits oben sagte.

Deswegen ist es so wichtig, einen gut funktionierenden Stoffwechsel zu haben. Er hilft uns nicht nur, unser Gewicht zu regulieren und und uns energiegeladen zu fühlen, sondern er lässt uns auch attraktiver aussehen, gibt uns eine beneidenswerte Gesundheit und ein langes Leben.

Wie arbeitet dann unser Energiestoffwechsel?

So weit so gut. Der nächste Punkt ist, zu verstehen, wie die Kalorien in unserem Körper verbrannt werden. So wird uns klarer, wo wir eingreifen können, um unseren Stoffwechsel zu beschleunigen und Körperfett zu verlieren, und wo nicht viel zu machen ist.

Unser Kalorienverbrauch besteht aus zwei Größen, dem Grundumsatz und dem Leistungsumsatz, wie sie genannt werden. Daraus ergibt sich folgende Gleichung:

> ***Gesamter Energieverbrauch = Grundumsatz + Leistungsumsatz***

Sehen wir uns zunächst die erste Komponente dieser Summe an. Der **Grundumsatz** wird auch Ruhestoffwechsel genannt. Das ist einfach die Energie, die unser Körper verbraucht, um zu überleben. Das klingt ein bisschen drastisch, aber stelle dir einmal vor, du tust den ganzen Tag nichts, legst dich nur mit nüchternem Magen hin, isst nichts und bewegst dich auch nicht. Der Grundumsatz sind die Kalorien, die du dann (in einem Raum mit 28 °C) in 24 Stunden verbrauchen würdest. Denn natürlich verbraucht unser Körper auch dann Energie, um weiterhin zu funktionieren.

Jeder gebraucht eine unterschiedliche Menge an Energie, um seine Körperfunktion zu erhalten, aber im Durchschnitt liegt dieser Wert zwischen ca. 1.200 und 1.800 Kalorien am Tag und ist das absolute Minimum. Wenn wir weniger Kalorien zu uns nehmen, bekommt unser Körper Probleme. Ihn können wir kaum beeinflussen. Woher kommen dann die unterschiedlichen Werte? Sie hängen ab von unserer Größe, unserem Alter, Gewicht und unserem Geschlecht. Wer größer oder schwerer ist, verbraucht mehr Kalorien. Männer verbrauchen im Schnitt mehr Kalorien als Frauen, da sie mehr Muskeln als Frauen haben, und Muskeln verbrennen mehr Energie. Ältere Menschen verbrauchen andererseits normalerweise weniger Kalorien. Wenn du deinen Grundumsatz genau berechnen willst, kannst die Formeln dafür im Internet finden. Eine grobe Formel kann auch sein, dass du dein Gewicht in Kilo nimmst und davon ausgehst, dass du 1 kcal pro Kilo Gewicht so pro Stunde verbrennst. Beispiel: Du wiegst 65 Kilo. Dann wären 65 x 24 = 1.560 Kalorien dein ungefährer Grundumsatz pro Tag. Für die meisten Menschen kann uns diese Formel eine Idee geben.

Mit den Erklärungen oben wird natürlich klar, dass der Kalorienverbrauch des Grundumsatzes nur ein theoretischer Wert ist. Wer liegt schon den ganzen Tag im Bett, ohne sich zu bewegen oder zu essen? Nicht einmal ein Kranker.

Und dann kommt die zweite Komponente der Gleichung oben zum Tragen, der **Leistungsumsatz**, d. h. der Kalorienverbrauch, wenn wir etwas tun. Das, was wir tun, können wir noch etwas mehr aufschlüsseln:

> ***Leistungsumsatz =Energieverbrauch für die Verstoffwechselung der aufgenommenen Nahrung + Energieverbrauch durch Aktivität***

Es gibt also auch hier zwei Faktoren. Einer ist Verstoffwechselung der Nahrung und der andere unsere anderen Aktivitäten.

Die **Verstoffwechselung unserer Nahrung**, die ich oben schon etwas genauer erklärte, also die Nahrungsaufnahme, -verdauung und –speicherung, erfordert Einiges an Energie von unserem Körper. Wie viel, das hängt davon ab, was wir essen und wie viel. Zum Beispiel braucht unser Körper mehr Energie, um Proteine zu verstoffwechseln, als er für Kohlenhydrate und Fette gebraucht. Im Durchschnitt kann man aber sagen, dass die Verstoffwechselung etwa 10 % der gesamten aufgenommenen Kalorien ausmacht. Damit haben wir einen ungefähren Wert.

Der andere Punkt sind unsere **täglichen Aktivitäten**. Sie haben einen größeren Einfluss auf unseren Kalorienverbrauch, und das ist auch klar. Wer sich viel bewegt, verbrennt mehr Kalorien. Wenn jemand also einfach nur ein aktives Leben führt, verbrennt er schon erheblich mehr Energie als jemand, der mehr sitzt. Wer dazu noch Sport treibt, verbrennt natürlich noch mehr. Der Energieverbrauch durch Aktivität wird daher nochmals in zwei Sparten aufgeteilt: unbewusste und bewusste Aktivität. **Unbewusst bewegen** wir uns alle den ganzen Tag lang, die Einen mehr und die Anderen weniger. Dazu gehört das Stehen, Herumlaufen, Treppensteigen, unsere Hände und Füße bewegen, usw. Alles, was wir ohne viel Nachdenken einfach tun. Hiermit verbrennen wir im Durchschnitt ca. 25 % unserer aufgenommenen Kalorien. Und damit versteht sich auch von selbst, dass ein aktiver Mensch diesen

Prozentsatz erheblich nach oben bewegen wird (auf mehr als 50 %), während ein Mensch, der bei der Arbeit und in der Freizeit mehr sitzt, ihn noch verringert (bis auf 15 % statt 25 %).

Die **bewussten Aktivitäten** sind sportliche Betätigungen. Hierdurch verbrennen wir durchschnittlich etwa 400 Kalorien pro Stunde.

Jetzt wissen wir, wie wir unsere aufgenommenen Kalorien verbrennen. Wenn wir es uns an einigen Beispielen anschauen, sieht es wie folgt aus:

Beispiel 1 für eine Frau, die Nichtsportlerin ist

Energieverbrauch durch	in %	in kcal
Grundumsatz	60 %	1.200
Verstoffwechselung der Nahrung	10 %	200
unbewusste Aktivität	25 %	500
bewusste Aktivität	5 %	100
gesamter Energieverbrauch pro Tag	100 %	2.000
Kalorienzunahme pro Tag		2.000
Differenz		---

Beispiel 2 für einen Mann, der Sportler ist

Energieverbrauch durch	in %	in kcal
Grundumsatz	57 %	1.600
Verstoffwechselung der Nahrung	10 %	280
unbewusste Aktivität	19 %	520
bewusste Aktivität	14 %	400
gesamter Energieverbrauch pro Tag	100 %	2.800
Kalorienzunahme pro Tag		2.800
Differenz		---

Beispiel 3 für eine sitzende Person, die sich auch in der Freizeit nicht viel bewegt

Energieverbrauch durch	in %	in kcal
Grundumsatz	60 %	1.500
Verstoffwechselung der Nahrung	10 %	250
unbewusste Aktivität	15 %	375
bewusste Aktivität	0 %	0
gesamter Energieverbrauch pro Tag	85 %	2.125
Kalorienzunahme pro Tag		2.500
Differenz	15 %	375

Wie du sehen kannst, haben die ersten beiden Personen einen sehr unterschiedlichen Kalorienverbrauch, aber ihre Kalorienbilanz stimmt. Die dritte Person isst mehr, als sie verbrennt, wird also langsam aber sicher zunehmen. Wenn sie sich mehr bewegen würde, wäre das aber kein Problem.

Zusammengefasst können wir sagen, dass wir auf die Kalorien, die wir durch den Grundumsatz und die Verstoffwechselung unserer Nahrung verbrennen, fast keinen oder nur wenig Einfluss haben, aber bei der bewussten und unbewussten Bewegung den Hebel ansetzen können.

Die nächste Frage ist nun sicher, wie viele Kalorien man am Tag zu sich nehmen sollte. Sicherlich nicht mehr, als wir verbrennen, wenn wir nicht zunehmen wollen. Eine grobe Richtlinie für hauptsächlich sitzende Personen, die auch in ihrer Freizeit nicht sehr aktiv sind, wäre, dass Frauen zwischen 1.600 und 2.000 Kalorien am Tag zu sich nehmen sollten und Männer zwischen 2.000 und 2.500. Die höheren Werte gelten dabei für jüngere Menschen und die niedrigeren dementsprechend für ältere Menschen. Wer körperlich aktiver ist, kann auch mehr Kalorien zu sich nehmen.

Wenn du nun abnehmen willst, solltest du bedenken, dass du täglich 300 – 500 Kalorien weniger essen solltest, als du verbrennst. Mehr ist keine gute Idee. Aber auf die Frage, wie du gesund abnehmen kannst, gehe ich weiter unten noch ein, denn die Idee ist ja, dass wir dies über eine Stoffwechselankurbelung erreichen wollen und nicht über eine Diät. Auf diese Art und Weise werden wir das überschüssige Fett endlich los. Lies also weiter!

Welchen Einfluss hat der Stoffwechsel auf unser Körpergewicht?

Oder was bewirkt es, einen guten bzw. regen Stoffwechsel zu haben?

Nach dem, was du bisher über den Stoffwechsel gelernt hast, weißt du nun, dass ein gut funktionierender Stoffwechsel dafür sorgt, dass die durch die Nahrung aufgenommenen Kalorien schnell verbrannt werden, Nährstoffe effizient verwertet und Schadstoffe opportun beseitigt werden, und die Nahrung setzt gar nicht erst an. Wir fühlen uns einfach wohl.

Die Beziehung zwischen dem Stoffwechsel und dem Gewicht einer Person hat also zwei Komponenten: Es sind nicht nur die Kalorien, die wir zu uns nehmen, sondern auch die Geschwindigkeit, mit der sie verbrannt werden, spielt eine Rolle. Bei einem schnellen Stoffwechsel machen wir uns keine Sorgen, ob ein ausgiebiges Essen ansetzt. Wer einen regen Stoffwechsel hat, hat normalerweise keine Probleme mit dem Gewicht; im Gegenteil, oft fällt es diesen Menschen sogar schwer, zuzunehmen. Wer andererseits einen trägen Stoffwechsel hat, bedenkt schon jedes Salatblatt, das er isst, und es ist für ihn sehr schwer, sein Gewicht zu halten oder gar abzunehmen.

Je besser unser Stoffwechsel ist, desto höher ist unser Grundumsatz und desto schneller können wir auch abnehmen.

Sehen wir uns daher zunächst einmal an, warum jemand evtl. einen langsamen Stoffwechsel hat. Denn der rege Stoffwechsel braucht uns nicht zu beunruhigen.

Gründe für einen zu langsamen Stoffwechsel

Ein träger Stoffwechsel kann verschiedene Gründe haben. Das Alter und das Geschlecht sind zwei Gründe, auf die wir aber keinen Einfluss nehmen können. Andere, bei denen wir etwas machen können, sind die Ernährung und die Bewegung. Und des Weiteren gibt es auch einige Krankheiten, die unseren Stoffwechsel negativ beeinflussen.

Lasst uns nun aber sehen, wie das alles zusammenhängt.

Das Alter

Es wird immer gesagt, dass **junge Menschen mehr Kalorien verbrennen**, sie haben also normalerweise einen schnelleren

Stoffwechsel als ältere Personen. Erinnerst du dich noch, wie es war, als du ein Jugendlicher warst? Die meisten von euch hatten wahrscheinlich keine Probleme, einen Hamburger mit einer großen Portion Pommes mit Mayonnaise und Ketchup zu vertilgen, dazu eine Cola und am Ende noch ein großes Eis. Wer dachte da an das Gewicht? Aber deine Eltern mussten sich schon überlegen, ob sie das alles so verdrücken wollten. Und heute hast du das gleiche Problem, nicht wahr? Gut, so ist das einfach. Ab 30 wird der Stoffwechsel langsamer, und wir müssen mehr auf das achten, was wir essen.

Und das liegt meist am Grundumsatz, der bei älteren Personen niedriger ist, und an der geringeren Bewegung bei älteren Menschen. Wenn dich das ärgert, solltest du **etwas aktiver werden**. Das macht einiges wett, der Unterschied wird geringer sein, und du wirst dich außerdem besser fühlen. Hier ist also nicht alles verloren.

Das Geschlecht

Ja, das ist leider so, Männer haben in der Regel einen regeren Stoffwechsel als Frauen. Daran können wir nun wirklich nichts machen. Aber woran liegt das? Das **Körpergewebe ist anders**. Männer haben mehr Muskeln, Frauen mehr Fett. Muskeln verbrennen mehr Kalorien als es Fett tut. Und **Männer sind im Schnitt etwas größer als Frauen**. Aus beiden Gründen ist bei den Männern daher der Grundumsatz höher als bei den Frauen (bei Frauen ist er bis zu 10 % niedriger als bei Männern).

Das soll aber nicht heißen, dass Männer deshalb nicht zunehmen, es geht nur nicht so schnell bei ihnen und sie bekommen die überschüssigen Pfunde auch leichter wieder herunter als wir Frauen.

Die Ernährung

Jetzt kommen wir an einen interessanten Punkt, der wichtig für unseren Stoffwechsel ist, und bei dem wir Einiges erreichen können. Unsere Art, uns zu ernähren, spiegelt sich in unserem Stoffwechsel wider, und zwar aus verschiedenen Gründen. Das, was wir essen, also die Zusammensetzung unserer Ernährung, ungesunde Nahrungsmittel, aber vor allem Diäten spielen eine Rolle und verlangsamen unseren Stoffwechsel.

Was hat unsere Ernährung mit unserem Stoffwechsel zu tun?

Beginnen wir mit dem wichtigsten Punkt, den **Diäten**. Gleich vorweggenommen, vergiss bitte für immer und alle Zeiten, noch einmal eine Diät zu machen! Sie tut deinem Körper überhaupt nicht gut, zumindest nicht die üblichen Diäten, um schnell einige Kilos zu verlieren. Was funktioniert, sind Ernährungsumstellungen.

Diäten geben unserem Körper zu verstehen, dass die Nahrung knapp ist, also Notzustand herrscht. Unser Körper weiß nicht, dass es genug zu essen gibt, wir eigentlich nur den Kühlschrank aufmachen oder in den Supermarkt zu gehen müssen. Er weiß genau aus grauer Vorzeit, was bei Nahrungsknappheit zu tun ist: Vorräte anlegen. Denn nicht immer hatten die Menschen genug zu essen. Also werden Fettpolster angelegt. Eigentlich sollte unser Körper durch die verringerte Kalorienzufuhr bei der Diät die Fettpolster abbauen, aber stattdessen legt er noch mehr an. Dafür sind Hormone zuständig, die ihm signalisieren, dass momentan „schlechte Zeiten" herrschen. Wenn wir bei der Person aus Beispiel 1 oben annehmen, dass sie 300 Kalorien am Tag weniger isst, sollte man meinen, dass sie abnimmt, da sie ein Kaloriendefizit hat. Wenn sie das aber längere Zeit macht, reagiert ihr Stoffwechsel, da ihr Körper meint, ihr helfen zu müssen zu überleben, und schaltet den Stoffwechsel auf Sparflamme, verbraucht also weniger Kalorien. Hast du schon mal den Ausdruck „eingeschlafener Stoffwechsel" gehört? Nun gut, völlig eingeschlafen ist er nicht, aber träge ist er geworden, und wir nehmen nicht nur nicht ab, sondern sogar noch zu. Wer kennt das nicht, vor allem, wenn er eine Diät nach der anderen macht. Aber glücklicherweise gibt es eine Lösung.

Ein anderes Problem der Diäten ist, das meist nur Wasser und **Muskelmasse abgebaut** werden. Wasser ist in Ordnung, aber Muskeln? Ja, leider ist dem so. Das ist noch so eine Reaktion unseres Körpers auf die „Notsituation". Das Fett ist heilig für unseren Körper, daher wird es zunächst einmal nicht angefasst, wenn er Energie braucht, denn es ist seine letzte Reserve. Also kommt zuerst die Energie aus den Muskeln dran. Und wenn wir uns an unseren Grundumsatz erinnern: Muskeln verbrennen mehr Kalorien als Fettpolster, denn sie sind in Bewegung, während Fettpolster einfach nur da sind. Wir verlieren also zunächst einmal Muskeln und nicht die unschönen Fettpolster.

Fast Food und industriell prozessierte, also raffinierte Lebensmittel sind keine gute Nahrung für unseren Körper. Weißmehl und Einfachzucker sind einfache Kohlenhydrate, die unser Körper schnell verdaut. Einerseits beanspruchen sie unseren Stoffwechsel daher nicht groß, andererseits haben wir kurz darauf wieder Hunger. Also genau das Gegenteil von dem, was wir wollen.

Diese Produkte haben auch meist nur wenig Vitamine und Mineralstoffe, aber sehr viele Inhaltsstoffe, die gar keine Nahrungsmittel sind: Farbstoffe, Süßstoffe, Konservierungsmittel und andere dubiöse Inhaltsstoffe. Ein Blick auf das Etikett reicht schon aus, um viele Dinge zu finden, mit deren Namen wir nichts anfangen können. Wie schon oben gesagt, muss unser Stoffwechsel sich auch darum kümmern, dass sie aus unserem Körper wieder herauskommen, denn es sind **Schadstoffe** für ihn, und dafür ist unsere Leber zuständig. Aber auch, wenn unsere Leber sehr viele Sachen machen kann, geht immer nur eine Sache auf einmal. Sie muss die Schadstoffe entsorgen und Fett abbauen. Aber zuerst muss das Gift heraus. Das Fett kann warten. Abgesehen davon dient ihr das Körperfett auch, um Schadstoffe zeitweilig abzulagern. Also bleibt es erst einmal.

Die Bewegung

Ein wichtiger Grund, warum unser Stoffwechsel nicht mehr Kalorien verbrennt, ist die fehlende Bewegung. Und dies passiert aus zwei Gründen: **Wer sich mehr bewegt, verbrennt mehr Energie**, das haben wir schon oben im Kapitel über den Energiestoffwechsel gesehen. Die Bewegung erhöht also den Leistungsumsatz, und zwar durch bewusste und unbewusste Bewegung.

Aber Bewegung sorgt auch dafür, den **Stoffwechsel anzukurbeln**. Er wird durch Bewegung auf Vordermann gebracht und verbrennt so noch mehr Kalorien. Darauf gehen wir weiter unten noch im Detail ein.

Auf jeden Fall ist die Bewegung ein wichtiger Punkt für unseren Stoffwechsel, wo wir direkt eingreifen können.

Der Lebensstil

Ein anderer wichtiger Faktor ist unser Lebensstil. In unserer modernen Welt, in der alles schnell gehen muss, machen wir oft Abstriche, was unseren Lebensstil betrifft.

Stress steht normalerweise an der Tagesordnung, beeinflusst aber unseren Stoffwechsel negativ. Wir geben unserem Körper damit wieder die Nachricht, dass eine Notfallsituation existiert, und er reagiert darauf, indem der den Stoffwechsel herunterschaltet, den es muss ja Energie gespart werden. Die Stresshormone schaden aber auch unserem Körper und unserer Gesundheit im Allgemeinen.

Der **fehlende Schlaf** ist ein weiterer Grund, warum unser Stoffwechsel herunter geht. Wer nicht genug oder schlecht schläft, signalisiert seinem Körper wieder Stressbotschaften, die unseren Stoffwechsel herunterfahren.

Wir nehmen dadurch zu statt ab. Aber bei beiden können wir eingreifen und eine Veränderung erreichen.

Krankheiten

Zusätzlich zu den bisher genannten Gründen für einen langsamen Stoffwechsel gibt es aber auch Krankheiten, die unseren Stoffwechsel negativ beeinflussen. Wenn du also gesund und richtig isst, dich ausreichend bewegst und doch nicht die Kilos purzeln siehst, dann solltest du vielleicht auch an so eine Möglichkeit denken und deinem Arzt mal einen Besuch abstatten.

Denn es gibt Stoffwechselkrankheiten, die wir leider alleine nur schwer beeinflussen können. Die wichtigste ist wohl eine **Schilddrüsenunterfunktion**, aber auch **Diabetes** und **Harnsäure** können problematisch werden und unseren Stoffwechsel verlangsamen.

Verschiedene Stoffwechseltypen

In der Literatur und im Internet wird manchmal auch die Behauptung aufgestellt, dass es verschiedene Stoffwechseltypen gibt, dass man also von Geburt an zu einem bestimmten Stoffwechsel gewissermaßen genetisch „verurteilt" ist, und es werden dort verschiedene Stoffwechseltypen genannt. Aber es fehlen bisher wissenschaftliche Beweise für diese Behauptungen und sie sind recht umstritten. Ich will dies hier nur anmerken, da du möglicherweise auf so einen Artikel stoßen wirst, aber nicht weiter darauf eingehen.

Es gibt verschiedene Arten von Stoffwechseln, das ist richtig, aber wahrscheinlich sind sie eher nicht genetisch bedingt, sondern haben andere Ursachen, die du hier in diesem Buch kennenlernst. Und du wirst bei der Lektüre dieses Buches lernen, wie du deinen lahmen Stoffwechsel wieder zum Funktionieren bringen kannst.

Zusammenfassung

Welche Faktoren, die auf unseren Stoffwechsel Auswirkungen haben, können wir also beeinflussen? Wo können wir ansetzen? Es gibt drei Bereiche, in denen wir etwas tun können, um besser auszusehen, gesünder zu leben und uns besser zu fühlen, und das sind:

- die Ernährung
- die Bewegung
- unser Lebensstil.

Bei den anderen Punkten können wir wenig oder keine Änderung erlangen. Aber mit diesen Aspekten haben genug Ansatzpunkte, um zu unserer Traumfigur und –gesundheit zu kommen.

Wie, das wirst du in den nächsten Kapiteln lernen.

Den Stoffwechsel ankurbeln

Ist es nicht schön und vor allem beruhigend, zu wissen, dass wir unser Wohlergehen selbst in der Hand haben? Und das kann umso besser verwirklicht werden, je mehr man sich in der Materie auskennt. Aber zunächst einmal:

Was bedeutet es, einen aktiven Stoffwechsel zu haben?

- ✓ ohne gesundheitsschädliche Diäten und Hunger abzunehmen, und zwar langfristig,
- ✓ den Jo-Jo-Effekt zu vermeiden,
- ✓ eine tolle Figur zu haben und seine Figur mit Freude betrachten und zeigen zu können,
- ✓ eine ausgezeichnete körperliche Gesundheit zu haben,

- ✓ ohne Schmerzen und Krankheiten zu leben,
- ✓ existierende Krankheiten zu vermindern oder ganz loszuwerden,
- ✓ auch im Alter noch fit und leistungsstark zu sein,
- ✓ sich emotional hervorragend zu fühlen,
- ✓ die Lebenserwartung um etliche Jahre zu erhöhen,
- ✓ im Beruf mehr zu leisten,
- ✓ geistig fitter zu sein,
- ✓ das Selbstbewusstsein drastisch zu verbessern,
- ✓ den Stress zu vergessen,
- ✓ kurzum attraktiv, leistungsfähig und vital zu sein.

Mit diesen positiven Auswirkungen vor Augen wird es dir noch leichter fallen, deine Ziele zu erreichen. Es geht darum, einfache Dinge zu tun und in unser alltägliches Leben zu integrieren.

Wie kannst du nun aber deinen Stoffwechsel ankurbeln? Viele Leute haben noch eine falsche Vorstellung von dem, was einen gesunden Ernährungs- und Lebensstil ausmacht. Über viele Dinge, die wir früher gar nichts wussten, hat die Wissenschaft mittlerweile neue Erkenntnisse erlangt. Bist du dir dessen bewusst, was und wie viel der Sport und die Bewegung eigentlich für das Erreichen einer guten Figur ausmacht? Oder welche Auswirkungen ein gesunder Lebensstil auf dein emotionales Gleichgewicht hat? All das sind neue Erkenntnisse, die vor einem Jahrzehnt zum größten Teil noch unbekannt waren.

Gehen wir daher die einzelnen Punkte zusammen im Detail durch. Du kannst deinen träge gewordenen Stoffwechsel wieder anregen, indem du

- ✓ deine Ernährung umstellt,
- ✓ dich mehr bewegst, und
- ✓ deinen Lebensstil änderst.

Den Stoffwechsel durch eine Ernährungsumstellung ankurbeln

Unsere Ernährung ist extrem wichtig, wenn wir abnehmen und unseren Stoffwechsel wieder auf Trab bringen wollen. Selbst, wenn es auf Anhieb widersprüchlich klingt, wer gesund abnehmen will, muss essen! Eine gesunde Ernährung bedeutet dabei, was wir essen und wie wir essen.

Regelmäßige Mahlzeiten

Regelmäßige Mahlzeiten sorgen dafür, dass unser Körper weiß, dass keine „Hungersnot" herrscht. Sie signalisieren ihm, dass er keine Reserven anlegen muss. So bleibt er immer auf Trab. Wer dagegen öfter Mahlzeiten ausfallen lässt, bewirkt, dass sein Stoffwechsel sich verlangsamt.

Das heißt also, über den Tag verteilt **drei Hauptmahlzeiten** zu machen und zwischendurch **zwei gesunde Snacks** einzunehmen. Wer den ganzen Tag über wenig isst und abends dann richtig zuschlägt, bringt seinen Stoffwechsel aus dem Gleichgewicht. Er nimmt so vielleicht nicht zu wenig Kalorien zu sich wie bei einer Diät, aber das unregelmäßige Essen bekommt unserem Stoffwechsel nicht, wenn wir ihn wieder in Ordnung bringen wollen, und übrigens unserem Magen und Darm auch nicht. Verdauungsprobleme sind oft die Folge.

Es ist also wichtig, **alle drei bis vier Stunden etwas zu essen**, während wir wach sind. Wenn wir aus irgendeinem Grund mal noch bis spät abends arbeiten müssen, sollten wir dann notfalls auch noch einen dritten Snack einplanen.

Wer seinen eingeschlafenen Stoffwechsel wieder auf Vordermann bringen will, sollte auch nicht auf das **Frühstück** verzichten. Das ist wichtig, damit er nach einer kalorienfreien Nachtruhe wieder ins Laufen kommt. Es gibt Menschen, die morgens früh noch keinen Bissen herunterbringen, aber zumindest einen Snack sollte man spätestens eine halbe Stunde nach dem Aufstehen essen. Das Frühstück kann dann am halben Morgen eingenommen werden.

Als Snacks sind vor allem Obst, Gemüse und Salate anzuraten. Aber auch Samenkörner und Nüsse und Mandeln ohne Salz sind eine gute Alternative, wenn sie mit Maßen gegessen werden, da sie viele Kalorien haben. Ebenfalls sind Quinoa und Hirse zu empfehlen.

Keine Diäten

Nach dem vorherigen Abschnitt über regelmäßige Mahlzeiten versteht sich dieser Punkt eigentlich schon von selbst. Wer zu wenig Kalorien zu sich nimmt, verleitet seinen Körper dazu, wieder in den Hungermodus umzuschalten, also seinen Stoffwechsel zu verlangsamen und Fettdepots einzulagern. Diäten sind der Feind eines regen Stoffwechsels.

Gesunde Ernährung

Wir wissen nun, dass wir essen müssen, um einen aktiven Stoffwechsel zu haben. Aber das bedeutet nicht, dass wir wahllos drauflos einfach alles essen sollten. Es gibt Nahrungsmittel, die unseren Stoffwechsel beschleunigen, und solche, die ihn verlangsamen.

Welches sind gesunde Nahrungsmittel, wenn wir von unseren drei Makronährstoffen Kohlenhydraten, Proteinen und Fetten sprechen? Wichtig ist zum Einen die Art der Kohlenhydrate, der Eiweiße und der Fette, die wir zu uns nehmen. Zum anderen ist aber auch das Verhältnis zwischen den dreien in unserer täglichen Nährstoffversorgung von großer Bedeutung. Alle drei sind notwendig, dies mal gleich vorweggesagt. Wer versucht, auf eine Sorte zu verzichten, der ernährt sich einseitig und fügt seinem Körper Schaden zu. Vergiss also die Empfehlungen, zum Beispiel auf Fette oder Kohlenhydrate zu verzichten, um nicht zuzunehmen. Wichtig ist nur, welche du zu dir nimmst.

Grob gesagt gelten die folgenden Mengen für die Zusammensetzung der täglichen Energiezufuhr:

- 20 % Proteine
- 50 % Kohlenhydrate
- 30 % Fette

Siehe dazu auch die Ausführungen der DGE (Deutsche Gesellschaft für Ernährung).

Diese drei Basisnährstoffe sollten wir in ausreichendem Maße in unsere Ernährung eingliedern, um gesund zu leben. Wer schon lange Diäten macht, sollte zu einer ausgeglichenen Ernährung zurückkehren, um seinem Körper klarzumachen, dass die Hungersnot beendet ist, ohne zu übertreiben. So beendet unser Körper sein Sparprogramm und weiß, dass er seinen Energiestoffwechsel durch die entsprechenden Hormonausschüttungen wieder ankurbeln kann.

Hochwertige Proteine

Wir haben weiter oben schon den Eiweißstoffwechsel und die Verwendung der so entstehenden Aminosäuren im Körper erläutert. Proteine sind ein essenzieller Grundbaustein für unseren Körper. Um unseren täglichen Eiweißbedarf zu decken, benötigen wir normalerweise zumindest 0,8 – 1 g Proteine pro Kilogramm Körpergewicht am Tag. Das ist jedoch das absolute Minimum, wenn wir keinen Sport treiben. Kleinkinder und Jugendliche, Schwangere und Stillende benötigen mehr, da sie Körpermasse aufbauen müssen. Ebenso brauchen Sportler mehr Eiweiß, da sie Muskeln aufbauen. Sie sollten zwischen 1,5 und 3 g Eiweiß pro Kilogramm Körpergewicht zu sich nehmen, je nach Intensität der Sportart, Frauen etwas weniger.

Eiweiß ist nicht gleich Eiweiß. Es gibt Eiweiße, die von unserem Körper besser aufgenommen und verwertet werden als andere. Seine biologische Wertigkeit kann also verschieden sein, je nach den enthaltenen Typen von Aminosäuren. Im Allgemeinen kann man sagen, dass tierisches Eiweiß von unserem Körper besser verwertet wird als pflanzliches Eiweiß, da die tierischen Aminosäuren den menschlichen ähnlicher sind. Das bedeutet aber nicht, dass die pflanzlichen Proteine für uns nicht gut geeignet sind. Und tierisches Eiweiß hat den Nachteil, dass es normalerweise in Nahrungsmitteln mit ziemlich viel Fett vorkommt. Zum Glück gibt es Proteine tierischen und pflanzlichen Ursprungs, und das Beste ist, beide kombiniert zu verzehren, um durch die Mischung ein breites Spektrum an Aminobausteinen zu erhalten. So werden sie besser aufgenommen.

Wer dauerhaft unter Eiweißmangel leidet, fühlt sich meist antriebslos. Im Zweifelsfalle kann einem der Arzt bestätigen, ob es daran liegt.

Wenn wir vom Abnehmen sprechen, haben die Proteine einen hohen Stellenwert in unserer Ernährung. Das liegt daran, dass Proteine zwar 4 kcal/g haben, unser Körper aber für ihre Verdauung mehr Energie gebraucht als für die Verdauung von Kohlenhydraten und Fetten. Effektiv erhalten wir von Proteinen daher nur 3,2 kcal/g. Außerdem sättigen Eiweiße mehr als die anderen Makronährstoffe. Aus beiden Gründen sind sie gute Verbündete beim Abnehmen und kurbeln unseren Stoffwechsel besonders an.

Beispiele für Nahrungsmittel mit einem hohen Eiweißgehalt (pflanzlicher und tierischer Art) sind:

Protein aus ...	Proteingehalt auf 100 g
Whey Protein (Molkeprotein)	77,8
Lupinen, roh	36,2
Käse	14,0 - 35,0
Weizenkeime, getrocknet	26,6
Erdnusskerne	25,3
Sojabohnen	23,9
Thunfisch	21,5
Fleisch	ca. 21
Geflügel	ca. 20

Wenn du fettarme Proteinquellen wie Fisch, Putenfleisch, Hüttenkäse, Tofu oder Hülsenfrüchte wählst, tust du viel für eine gute Figur. Andere hochwertige Proteinlieferanten, aber mit mehr Kalorien, sind Nüsse und Mandeln, Milchprodukte und Vollkorngetreide.

Gesunde Kohlenhydrate

Kohlenhydrate sind unsere kurzfristigen Energielieferanten. Wir finden sie in Zucker, Stärke und Ballaststoffen. Zucker und Stärke haben 4 kcal/g und Ballaststoffe 1,5 - 3 kcal/g, da wir sie nicht komplett auswerten. Für die meisten Menschen, die eine überwiegend sitzende Tätigkeit haben, reichen 1-3 g Kohlenhydrate pro Kilogramm Körpergewicht und pro Tag aus. Bei Sportlern können es bis zu 6 g pro Kilogramm Körpergewicht sein, je nach Sportart und Intensität der Bewegung.

Wenn wir zu viele Kohlenhydrate aufnehmen, die nicht verbrannt werden, landen sie in Form von Fettpolstern auf unseren Hüften und verursachen auf Dauer die Möglichkeit, Diabetes Typ 2 zu bekommen. Wenn wir zu wenig essen, sind wir körperlich und geistig nicht fit.

Kohlenhydrate werden in der letzten Zeit viel verteufelt, wenn es ums Abnehmen geht. Das ist aber nur bedingt richtig. Studien haben gezeigt, dass es im Prinzip auf Dauer egal ist, ob man mit oder ohne Kohlenhydraten abnimmt. Aber wer Kohlenhydrate zu sich nehmen darf, fühlt sich weniger gestresst und besser gelaunt, und auch das ist wichtig.

Wichtig ist daher, zu unterscheiden, welche Kohlenhydrate wir zu uns nehmen. Gute (komplexe) Kohlenhydrate sind die aus Vollkornprodukten, Gemüse, Obst und Hülsenfrüchten. Sie werden langsam aufgespalten, daher sättigen sie länger, werden nicht so schnell verwertet und gehen langsam in die Blutbahn über. Dadurch beliefern sie den Körper für längere Zeit mit Energie, wir haben keine Heißhungerattacken, und der Insulinspiegel bleibt konstant.

Schlecht sind die leeren (einfachen) Kohlenhydrate aus Zucker und Weißmehl. Sie bewirken bei häufigem Konsum, dass unser Stoffwechsel heruntergeht, denn unser Körper muss nicht viel tun, um sie zu verdauen. Sie werden leicht und schnell aufgespalten und gehen ebenso schnell in unsere Blutbahn über. Sie führen zu den bekannten Heißhungerattacken. Wichtig ist also, dass die Kohlenhydrate langsam in das Blut gehen.

Beispiele für Nahrungsmittel mit guten Kohlenhydraten sind:

Kohlenhydrate aus ...	Kohlenhydratgehalt auf 100 g
Naturreis	74,1
Weizenvollkornmehl	73,0
Quinoa	68,0
Vollkornhaferflocken	58,7
Bohnen, getrocknet	47,4
Pumpernickel	36,5
Kartoffeln	14,8
Apfel	12,0
Spargel	2,0

Gesunde Fette

Fett an sich ist nicht nur nicht schlecht für unseren Körper, sondern wird von ihm auch benötigt. Er braucht es, um Zellwände aufzubauen, Hormone zu produzieren und Vitamine zu speichern. Und natürlich sind da noch unsere Fettpolster, die unserem Körper als langfristige Energiespeicher dienen. Ganz ohne geht es nicht! Aber dort enden auch die überschüssigen Kalorien, wenn wir auf Dauer zu viele zu uns nehmen.

Fett hat von den Makronährstoffen die meiste Energie: 9 kcal/g. Wenn wir zu viel Fett essen, ist es also damit leicht, auch schnell zu viele Kalorien zu uns zu nehmen, ohne es zu bemerken. Die Fettmenge, die unser Körper täglich benötigt, ist 60 - 80 g, also etwa 1 g pro Kilogramm Körpergewicht.

Wichtig ist auch beim Fett, zu wissen, welche Fettsorten gesund sind. Im Allgemeinen unterscheiden wir zwischen gesättigten und ungesättigten Fettsäuren. Ungesättigte Fettsäuren sind gesünder. Gesättigte Fettsäuren im Übermaß schaden unserem Körper, sie erhöhen den Cholesterinspiegel. Daher sollten mindestens zwei Drittel der o. g. täglichen Fettzufuhr aus ungesättigten Fettsäuren stammen, die unser Herz und unsere Gefäße schützen. Dazu gehören vor allem die bekannten Omega-3- und Omega-6 Fettsäuren. Diese nehmen wir üblicherweise durch unsere Nahrung auf. Wegen unserer Omega-6 Versorgung durch die Nahrung brauchen wir uns normalerweise keine großen Gedanken zu machen, davon erhalten wir durch unsere Nahrung genug. Leider gilt das Gleiche nicht unbedingt für die Omega-3 Fettquellen. Hierauf sollten wir daher achten.

Natürliche Fettlieferanten sind tierischen oder pflanzlichen Ursprungs. Natürliche tierische Fettlieferanten sind vor allem Butter und Schmalz. Fast alle tierischen Fette sind gesättigte Fette. Eine Ausnahme stellen fettreiche Seefische dar, die viel Omega-3 Fettsäuren enthalten und die wir daher gerne zu uns nehmen dürfen. Pflanzliches Fett kommt in Ölen, Kokos, Samenkörnern, Nüssen und Mandeln vor, aber auch in Gemüse wie zum Beispiel der Avocado, welche uns hochwertiges Fett liefert. Ein gesunder Fettkonsum kurbelt unseren Stoffwechsel an.

Wer zu wenig Fett zu sich nimmt, kann Probleme folgender Art haben: ein zu schwaches Immunsystem, schlechte Wundheilung, verminderte Lernfähigkeit, Nieren- und Leberschäden, neurologische Schäden und andere mehr.

In der folgenden Tabelle findest du einige Produkte, die uns mit tierischem oder pflanzlichem Fett versorgen:

Fette aus ...	Fettgehalt auf 100 g
Kokosnussöl	100,0
Olivenöl	91,3
Haselnuss	61,6
Mandeln	54,1
Eigelb (Hühnerei)	31,9
Avocado	23,5
Sprotte	16,6
Oliven, grün, mariniert	13,9
Hühnerei, ganz	11,2

Zusätzlich zu den oben genannten Fetten gibt es die berüchtigten Transfette, die beim Frittieren oder Braten bei hohen Temperaturen und dem industriellen Härten von Ölen entstehen. Diese sind für unsere Gesundheit und unseren Stoffwechsel absolut schädlich, und wir sollten sie unbedingt meiden.

Nährstoffreiche Nahrung

Bis hier haben wir von den Makronährstoffen gesprochen, die unserem Körper Energie geben. Aber auch die Mikronährstoffe sind wichtig. Dazu gehören an erster Stelle Vitamine und Mineralstoffe, aber auch sekundäre Pflanzenstoffe. Wir finden diese Mikronährstoffe vor allem in Obst und Gemüse, Nüssen und Samenkörnern und Vollkornprodukten.

Warum helfen uns diese nährstoffreichen Lebensmittel, unseren Stoffwechsel zu beschleunigen? Wenn unser Körper hochwertige

Nahrungsmittel erhält, kümmert er sich darum, diese Vitalstoffe aus den Nahrungsmitteln zu entziehen. Dazu verbrennt er mehr Energie bzw. Kalorien, das heißt, der Anteil des Energieverbrauchs durch Verstoffwechselung steigt. Auf der anderen Seite werden unsere Organe optimal mit den Vitaminen und Mineralien versorgt, sodass sie ihre Aufgaben hervorragend erfüllen können, in diesem Falle besonders die Organe, die am Verdauungsprozess beteiligt sind.

Gemäß den Empfehlungen der DGE sollten wir täglich vier bis fünf Portionen Obst und Gemüse zu uns nehmen. Die meisten Menschen kommen leider nicht auf diese Mengen. Das wäre aber unsere optimale Versorgung, vor allem, wenn das Obst und Gemüse frisch und aus der Saison ist.

Kalorienarme Nahrungsmittel

Dies ist ein Thema, das die meisten Personen, die abnehmen wollen, vorrangig im Auge haben. Darum wollen wir ein bisschen detaillierter darauf eingehen.

Du weißt mittelerweile, wie viele Kalorien du am Tag zu dir nehmen solltest, in anderen Worten also, wie viele Kalorien für dich gut wären:

- Männer: von 2.000 – 2.500 kcal pro Tag
- Frauen: von 1.600 – 2.000 kcal pro Tag.

Der nächste Punkt ist, zu berechnen, wie viele Kalorien du tatsächlich durch deine Ernährung täglich aufnimmst. Du kannst die Kalorien von allem, was du isst und trinkst, zusammenzählen oder du kannst eine App im Handy verwenden, die das für dich erledigt, wenn du ehrlich mit der Information fütterst, was du dir alles so einverleibst. Wahrscheinlich ist die zweite Möglichkeit die bequemere. Oder, wenn du es nicht so exakt haben willst, achtest du einfach auf eine gesunde

Ernährung. Gesundes Essen hat normalerweise erheblich weniger Kalorien als Fast Food, Snacks oder industriell hergestellte Nahrung, die meist sogar nur leere Kalorien haben, also Kalorien, die unserem Körper keine Mikronährstoffe zur Verfügung stellen. Diese Nahrungsmittel solltest du unbedingt vermeiden, denn sie verlangsamen deinen Stoffwechsel nur und setzen an.

Da wir schon bei den Kalorien sind, lohnt es sich auch, nochmals darauf hinzuweisen, dass es **nicht** gut ist, ein Kaloriendefizit von mehr als 300 – 500 Kalorien täglich auf längere Zeit zu erzeugen, was leider viele Diäten tun. Denn genau dadurch tritt der so gefürchtete Jo-Jo-Effekt ein, wenn wir wieder normal essen. Und außerdem geht dadurch unser Stoffwechsel kaputt, da wir unserem Körper mitteilen, dass er auf Sparflamme arbeiten muss.

Und noch ein Punkt ist wichtig. Wenn wir unsere Kalorienbilanz im Gleichgewicht haben wollen, sollten wir bedenken, dass wir beim Abnehmen erheblich einfacher etwas durch die Ernährung als durch Sport erreichen können. Bedenke nur einmal dies: In einer Stunde Sport verbrennen wir im Schnitt etwa 400 Kalorien, leichtere Bewegung verbrennt natürlich weniger.

Beispiel 1:
Ein Weizenbrötchen hat etwa 163 kcal. Um diese zu verbrennen, musst du 50 Minuten gehen oder eine halbe Stunde schwimmen.

Beispiel 2:
Eine normale Cola (250 ml) hat ca. 110 Kalorien. Um die wieder loszuwerden, musst du länger als eine halbe Stunde gehen oder 20 Minuten schwimmen.

Also, Sport ist wichtig, um abzunehmen und auch für unsere Gesundheit im Allgemeinen, macht aber beim Abnehmen normalerweise nur ca. 20 % aus. Viel mehr kann man durch eine richtige Ernährung erreichen, die etwa 80 % bedeutet. Wenn du dich optimal ernährst, also mit nährstoffreichen und kalorienarmen Produkten, kannst du viel mehr für deine gute Linie erreichen als durch übertriebenen Sport. Und dein Stoffwechsel wird es dir danken.

Keine Schadstoffe und andere Toxine

Und *last not least* ist dies ein wichtiger Punkt zur gesunden Ernährung für einen gut funktionierenden Stoffwechsel. Du wirst vielleicht sagen: Ich esse aber doch solche Schadstoffe nicht. Leider ist das nicht immer so, denn wir wissen es gar nicht. Die industriell gefertigten Nahrungsmittel enthalten viele Schadstoffe, von denen wir gar nichts wissen. Oft sind es Weichmacher, Konservierungsmittel, Farbstoffe und andere viele mehr. Wenn du die Etikette liest, solltest du jeden Inhaltsstoff verstehen, sonst ist er nicht natürlich. Und wenn er nicht natürlich ist, ist er auch für unsere Gesundheit nicht gut. Das ist dann kein wirkliches Nahrungsmittel mehr, und unser Körper kann nichts damit anfangen. Er wird nur versuchen, diese Schadstoffe so schnell wie möglich wieder loszuwerden. Das bedeutet, er muss den Stoffwechsel verlangsamen, um sich der Entgiftung zu widmen. Und, abgesehen davon, dass die Gift- und Zusatzstoffe unserem Körper nur schaden, wollen wir ja gerade nicht, dass unser Stoffwechsel sich verlangsamt.

Oben hatte ich dir schon gesagt, dass diese Schadstoffe auch temporär in den Fettpolstern abgelagert werden, wenn unser Körper nicht mehr dagegen ankommt. Daher kommt die hässliche Cellulite. Wenn du einen gut funktionierenden Stoffwechsel hast, verschwindet sie allmählich!

Übrigens gehören zu den schädlichen Zusatzstoffen auch der Fett- und Zuckerersatz, den die Light-Produkte beinhalten. Du solltest sie von deinem Einkaufszettel streichen. Besser ist es, natürlich belassene, frische oder tiefgefrorene Nahrungsmittel zu essen, und am besten sind natürlich die organischen.

Ausreichend Flüssigkeit

Wer zu wenig trinkt, verlangsamt seinen Stoffwechsel. Unser Körper benötigt Flüssigkeit, um richtig zu funktionieren, und diese Flüssigkeit ist Wasser, denn wir bestehen ja zum größten Teil aus Wasser. Wir sollten zwischen 2 und 3 Liter reines Wasser pro Tag trinken. Diese Menge sollte zusätzlich zu Tees, Kaffee, Suppen und anderen Getränken gerechnet werden. Unser Körper benötigt sie, um die Schadstoffe aus den Nieren zu filtern, aber auch um frisch auszusehen, und damit unser Gehirn richtig arbeitet.

Den Stoffwechsel mit körperlicher Aktivität beschleunigen

Wir haben es schon gesagt, die Ernährung ist der wichtigste Faktor, wenn du abnehmen willst, aber auch die Bewegung steuert viel dazu bei, unseren Stoffwechsel zu beschleunigen. Warum? Du kannst durch die Bewegung die Kalorien, die dein Körper verbraucht, vervielfachen, wenn du genug Sport machst. Und je mehr Energie du verbrennst, desto mehr schmelzen die Fettpolster.

Wir haben bei der Bewegung zwei Möglichkeiten, unseren Stoffwechsel zu beschleunigen:

1. den Grundumsatz zu erhöhen,
2. den Leistungsumsatz zu erhöhen.

Bewegung baut Muskeln auf. Und Muskeln verbrennen mehr Energie als Fett. Sie erhöhen also unseren Grundumsatz.

Natürlich verbrennt Bewegung jeglicher Art auch Kalorien, einfach durch die Bewegung selbst. Sie erhöht damit auch den Leistungsumsatz.

Des Weiteren regt Bewegung die Verdauung an. Wenn wir die Muskulatur im Bauchbereich bewegen, hat dies einen aktivierenden Effekt auf die Verdauungsorgane, und das Bauchfett verschwindet langsam aber sicher, da es unseren Körper stört. Auch die Lymphzirkulation funktioniert durch die Bewegung wieder besser, und der Körper wird optimaler mit Nährstoffen versorgt und entgiftet. Der menschliche Körper braucht einfach Bewegung, um richtig zu funktionieren. Und erst recht, wenn du deinen Stoffwechsel wieder aktivieren willst.

Die unbewussten Alltagsaktivitäten

Vor allem für Menschen, die im Alltag mehr sitzen, - und dazu gehören in unserer Gesellschaft wohl die Meisten - ist dies ein interessantes Thema. Wenn du zu dieser Gruppe von Personen gehörst, kannst du schon mit diesen unbewussten Aktivitäten so Einiges erreichen, ohne gleich ein Fitnessstudio besuchen zu müssen. Dies ist also der Ansatzpunkt für Personen, die sich nicht besonders für Sport begeistern können.

Versuche einfach, *peu à peu* mehr Bewegung in deinen Alltag zu integrieren. Bewege dich jeden Tag ein bisschen mehr. Wenn du Schreibtischarbeit machst, wirst du sehen, dass dir diese Bewegung sogar hilft, um eine Arbeit konzentrierter und leistungsfähiger zu erledigen. Kurze Bewegungspausen tun gut und erhöhen unseren Stoffwechsel.

Die bewussten, sportlichen Aktivitäten

Wenn wir mehr Muskeln haben wollen, müssen wir uns mehr bewegen und vorzugsweise Sport treiben. Mit unseren Muskeln verbrennen wir am besten Fett, und das sogar dann, wenn sie nicht gebraucht werden. Du kannst es wörtlich nehmen, sogar im Schlaf! Warum, das erklären wir dir hier.

Bei den sportlichen Aktivitäten können wir zwei Typen unterscheiden:

- Krafttraining
- Ausdauertraining

Beide helfen uns, unseren Stoffwechsel noch mehr anzukurbeln und Fettpolster abzubauen. Was ist aber der Unterschied?

Krafttraining

Das Krafttraining ist ein körperliches Training, welches bezweckt, körperliche Veränderungen hervorzurufen, wie zum Beispiel die Erhöhung der Muskelmasse oder die Steigerung der Kraft. Es kann auch gezielt für gewisse Muskelgruppen angewandt werden. Zu diesem Sport gehören unter anderem Kniebeugen, Klimmzüge, Gewichtheben, Bodybuilding im Allgemeinen und Kraftsportarten. Diese Sportarten sind natürlich auch für Frauen geeignet.

Ausdauertraining

Das Ausdauertraining besteht aus Trainingsprogrammen, die bewirken sollen, die Ausdauer zu erhöhen, wie der Name es schon sagt, d. h. über einen längeren Zeitraum hinweg eine Leistung zu bringen. Typische Ausdauersportarten sind Radfahren, Rudern, Laufen, Schwimmen, Skilanglauf, Triathlon und viele andere mehr. Der Sinn dieses Trainings ist, insgesamt eine gute Gesundheit zu haben. Besonders positiven Effekt hat es auf das Herz-Kreislauf- und das Immunsystem.

Beim Abnehmen oder einer Diät haben die beiden Trainingsformen vor allem zwei Funktionen:

- das Vermeiden von Muskelverlust (durch Krafttraining)
- ein höherer Energieverbrauch (Ausdauer- und Krafttrainng)

Um eine gute Körperform zu haben, ist vor allem das Krafttraining von Bedeutung, denn es senkt den Körperfettanteil und erhält oder erhöht den Muskelanteil.

Insgesamt können wir also sagen:

- Ausdauertraining erhöht den Kalorienverbrauch, fördert aber nicht den Muskelaufbau.
- Krafttraining mit hohen Gewichten erhält die Muskulatur.
- Kraftraining mit hohen Wiederholungszahlen erhält nicht die Muskulatur, erhöht aber den Energieverbrauch..

Beide regen aber den Stoffwechsel an. Wer also lieber Ausdauersportarten macht, braucht sich nicht zu beunruhigen.

Ein weiterer direkter und positiver Effekt des Sports ist, dass die Durchblutung angeregt wird und die Zellen im ganzen Körper vermehrt mit Nährstoffen und Sauerstoff versorgt werden und Toxine effizient entsorgt werden können.

Auf welche Arten können wir mit Training unseren Stoffwechsel beschleunigen?

Muskeln verbrennen mehr Fett

Selbst, wenn wir uns nicht bewegen, verbrennt unser Körper Energie durch den Grundumsatz. Eine wichtige Variable dabei ist, wie viel Muskelmasse wir haben. Muskeln verbrennen also sogar im Ruhezustand Energie, und zwar erheblich mehr als die Fettmasse unseres Körpers. Es ist also nur von Vorteil, mehr Muskeln zu haben. Wer einen höheren Muskelanteil hat, verbrennt schneller seine Fettpolster, sogar, wenn er gar keine physische Anstrengung macht, also sogar beim Lesen, Fernsehen und Schlafen.

Nachbrenneffekt

Bestimmt hast du diesen Aufdruck schon mal gehört. Was bedeutet er genau? Wenn du Sport treibst, verbrennt dein Stoffwechsel nicht nur während der sportlichen Aktivität mehr Fett, sondern auch noch in vermehrtem Maße, wenn sie schon beendet ist. Dieser tolle Effekt kann bis zu 14 Stunden nach der Aktivität dauern. Besonders viel kannst du dadurch erreichen, dass du genügend Flüssigkeit trinkst und noch eine Stunde nach der sportlichen Betätigung keine Kalorien zu dir nimmst.

Wer zusätzlich zum Kalorienverbrennen auch Muskelmasse aufbaut, der kann mit einer Erhöhung seines Grundumsatzes von bis zu 5 %

rechnen. Und nicht nur während der Zeit, in der er Sport treibt, sondern auch noch nachher, als Nachbrenneffekt.

Verbesserter Nährstoff- und Schadstofftransport durch mehr Muskeln

Unsere Muskulatur ist dafür zuständig, dass sich die Lymphe in unserem Körper bewegt. Die Lymphe ist diejenige Flüssigkeit, die im Körper für den Transport von Sauerstoff, Nähr- und Schadstoffen sorgt, und damit auch Krankheitserreger und Fremdkörper entsorgt. Das Lymphsystem ist neben dem Blutkreislauf ein höchst wichtiges Transportsystem in unserem Körper. Bewegung macht unsere Muskeln aktiv, und unsere Muskulatur kümmert sich durch Anspannung darum, die Lymphe im Körpergewebe auszutauschen. Wenn Gewebe nicht durch die Muskulatur bewegt wird, staut sich die Flüssigkeit in diesem Gewebe. Das kann zum Beispiel bei fehlender körperlicher Bewegung passieren. Dann bleiben die Giftstoffe im Körper und einige Teile werden nicht mehr ausreichend mit Sauerstoff und Nährstoffen versorgt. Der Stoffwechsel wird also verlangsamt. Man kann das Lymphsystem daher gewissermaßen mit unserem Blutkreislauf vergleichen. Beide sind absolut notwendig fürs Überleben.

Verlust von Muskelmasse wird vermieden

Während vieler Diäten, vor allem der sogenannten Crash-Diäten, verlieren wir Muskelmasse, weil wir einerseits bei einer starken Diät weder Lust noch Energie haben, noch Sport zu machen, und andererseits unser Körper für einen längeren Zeitraum nicht ausreichend Energiezufuhr bekommt, also die Energiereserven in den Muskeln angreift.

Wer sich aber regelmäßig bewegt, verhindert diesen Muskelabbau nicht nur, sondern baut auch noch Muskeln auf.

Wohlfühlen durch Bewegung

Wer sich viel bewegt, fühlt sich einfach wohler in seiner Haut. Das wissen die Meisten. Wer viel sitzt, hat leichter eine etwas depressive Stimmung. Darum wird uns immer wieder geraten, mal vor die Tür zu gehen und zumindest einen Spaziergang zu machen. Woran liegt das?

Wenn sich die Muskeln bewegen, produzieren sie Enzyme und Hormone, die uns in einen glücklichen Zustand versetzen, aber auch Entzündungen heilen (wegen der Lymphe, die sich wieder bewegt) und Schmerzen lindern. Die Bewegung wirkt also wie ein antidepressives Mittel, das unsere Stimmung hebt und so auch für einen besseren Stoffwechsel sorgt.

Ein paar Worte zum Thema Waage

Wenn du Sport machst, kann es sein, dass du am Anfang auf der Waage überhaupt keinen oder nur wenig Erfolg siehst, du also kein Gewicht verlierst. Lass dich davon aber nicht täuschen. Wenn du sportliche Aktivitäten machst, verbrennst du Fett und ersetzt dies normalerweise durch Muskeln. Muskeln wiegen aber mehr als Fett, daher siehst du das Resultat zunächst nicht auf der Waage, aber du spürst es an deiner Kleidung, die lockerer sitzt. Und du fühlst dich auch leichter. Vertrau also darauf. Je mehr Muskeln du bekommst, desto schneller nimmst du ab. Und irgendwann wirst du das Resultat dann natürlich auch auf der Waage sehen.

Du solltest aber einen Fehler, den viele Menschen beim Abnehmen machen, vermeiden: Stell dich nicht täglich auf die Waage. Wenn du nach einem Tag schon eine Veränderung sehen würdest, wäre das nur, weil du Wasser oder Darminhalt verloren hast, und das ist kein Abnehmen. Stresse dich also nicht, du willst ja langsam, aber nachhaltig abnehmen!

Nun hast du bereits zwei wichtige Einflussfaktoren für unseren Stoffwechsel kennengelernt, die Ernährung und die Bewegung. Mit der Bewegung alleine schaffst du es nicht, deine Fettpolster wegzubekommen. Sie muss Hand in Hand mit einer gesunden Ernährung gehen, wenn du Resultate bei deinem Stoffwechsel erzielen willst. Und es fehlt uns noch der dritte Bereich, dein Lebensstil.

Den Stoffwechsel durch einen anderen Lebensstil in Schwung bringen

Es gibt einige Faktoren, die leider sehr häufig in unserem hektischen Alltagsleben sind, und die unseren Stoffwechsel herunterfahren. Die zwei wichtigsten sind der Dauerstress und der fehlende Schlaf. Wenn wir diese beiden Punkte in den Griff bekommen können, dann haben wir viel für einen gut funktionierenden Stoffwechsel gewonnen. Beide sind bekannte Gründe für Übergewicht. Woran liegt das? Beide haben einen negativen Einfluss auf unser Hormonsystem und bringen daher den Stoffwechsel aus dem Gleichgewicht.

Weniger Stress

Stress ist ein Stoffwechselkiller. Wer im Leben konstant unter Stress steht, der wird Probleme haben, seinen Stoffwechsel zu regulieren. Stress bedeutet für unseren Körper eine Alarmsituation, die ihm signalisiert, dass er reagieren muss. Und dazu schüttet er Stresshormone aus, die ihn bewegen. Gut, zumindest wäre das so, wenn wir ein wildes Tier wären und fliehen müssten. Wir müssen das zwar nicht tun, aber die Hormone sind trotzdem da und bewirken Stoffwechselstörungen.

Das Resultat von Stress ist mehr Appetit, Heißhungerattacken, vor allem auf Süßes, und Magenprobleme. Wenn du nach Feierabend endlich zur Ruhe kommst, beginnst du zu essen, und normalerweise mehr, als du solltest. Die Ausschüttung der Stresshormone erhöht den Blutzucker und die Fettspeicherung.

Wenn du deinen Stoffwechsel ankurbeln willst, musst du unbedingt dafür sorgen, dass du deinen Stress minimierst (ganz ohne können wir wahrscheinlich nicht leben) und dich entspannst. Viele Menschen sind sich leider gar nicht mehr bewusst, wie gestresst sie sind, weil es schon zu einem Dauerzustand geworden ist. Einige Indizien sind, dass du nachts nicht richtig schläfst, dich nicht konzentrieren kannst oder nicht mehr leistungsfähig bist, zu viel Kaffee oder Alkohol trinkst oder immer nervös bist. Prüfe mal, ob das auf dich zutrifft.

Egal, wie gestresst du bist, solltest du dir dennoch oder erst recht die Zeit nehmen, dich zu entspannen. Es gibt einfache Übungen, um dies zu erreichen, und die du leicht in deinen Alltag einbauen kannst. Einige Tipps bekommst du im praktischen Teil gegen Ende des Buches. Die Zeit, die du in diese Entspannungsübungen investierst, erhältst du mehrfach zurück, wenn du siehst, dass du dich danach besser konzentrieren kannst. Und natürlich werden es dir dein Fettstoffwechsel und dein Körper danken.

Mehr Schlaf

Der Mensch braucht zwischen 7 und 9 Stunden Schlaf, und zwar nachts. Ein Nickerchen am Nachmittag zählt dafür nicht, denn es sollte der Tiefschlaf sein, der uns hilft, abzuschalten und uns zu regenerieren.

Wer weniger als vier Stunden schläft, produziert Stresshormone, die wiederum unseren Stoffwechsel verlangsamen, uns normalerweise mehr essen lassen, den Fettaufbau fördern und die Fettverbrennung verlangsamen. Auch der Blutzucker kann dadurch ansteigen. Wir brauchen abwechselnde Wach- und Schlafphasen.

Wichtig ist auch, dass du einschläfst, ohne Medikamente zu nehmen. Diese würden deinen Organismus nur wieder belasten und auf Dauer deinen Stoffwechsel beeinträchtigen. Nimm lieber, wenn es notwendig ist, natürliche Mittel zum Einschlafen.

Eine positive Einstellung zum Leben

Und letztendlich ist eine positive Einstellung zum Leben auch sehr wichtig. Wenn wir uns wohlfühlen und mit unserem Leben zufrieden sind, geben wir unserem Körper zu verstehen, dass es keinen Grund gibt, sich zu beunruhigen. Es braucht also kein Stress aufzukommen. Und unser Körper produziert dann Glückshormone, die uns guttun. Der Körper versteht dann, dass er Zeit hat, die Nahrung in Ruhe zu verdauen und zu verstoffwechseln.

Wenn du häufig wegen der Zukunft besorgt bist oder über die Vergangenheit nachgrübelst, frage dich einfach mal, ob es dir jetzt, in diesem Moment, gut geht, ob nicht jetzt gerade alles in Ordnung ist. In der Mehrzahl der Fälle kannst du das bejahen. Eine positive Einstellung zu den Dingen zu bekommen, ist ein Lernprozess, der uns dazu bringt, das Leben zu genießen (!) und die Dinge, die wir tun, gerne zu tun. Vermeide so weit wie möglich, das zu tun, was du nicht gerne tust. Es macht keinen Sinn, und du wirst auf Dauer krank davon.

Wer andererseits viel lacht, hat große Chancen, sein Leben gesund und länger zu leben.

Tipps und Tricks, um den Stoffwechsel anzukurbeln

Ernährung

Spezielle Nahrungsmittel, die den Stoffwechsel anregen

Die richtige Ernährung im Allgemeinen ist ein wichtiger Faktor, damit unser Stoffwechsel angeregt wird. Die Leute fragen immer wieder, ob es nicht bestimmte Nahrungsmittel gibt, die uns helfen, unseren Stoffwechsel noch besser auf Trab zu bringen. Gibt es solche Lebensmittel? Ja, es gibt sie. Das sind unsere Alliierten im Kampf gegen das überschüssige Bauchfett, und denen wir in unserer Ernährung mehr Bedeutung geben sollten. Auch wenn wir keine Wunder von ihnen erwarten können, unterstützen sie doch unser Vorhaben, einen regeren Stoffwechsel zu bekommen, und wir sollten sie in unser tägliches Ernährungsprogramm einschließen.

Hier die Liste der interessantesten Nahrungsmittel, um den Stoffwechsel anzukurbeln.

Wasser und andere Flüssigkeiten

Warum braucht unser Stoffwechsel viel Flüssigkeit? Wir wissen alle, dass wir ausreichend trinken sollten, aber warum? Wir verlieren täglich 2 bis 2,5 Liter Wasser durch Schwitzen und Ausscheiden. Dieses Wasser müssen wir unserem Körper erneut zuführen. Nur, wenn er ausreichend mit Wasser versorgt ist, können alle Abläufe in ihm richtig funktionieren. Und dazu gehört natürlich auch unser Stoffwechsel. Durch die Flüssigkeit werden die Nährstoffe zu den Zellen gebracht, die sie brauchen, und die Schadstoffe zu den Nieren, die sie wieder ausscheiden.

Wir brauchen also ca. 2 – 3 Liter Wasser oder ungesüßten Tee pro Tag, um diesen Flüssigkeitsverlust wieder aufzufüllen. Wenn du Sport treibst, sollte es noch mehr sein, da du dann mehr schwitzt.

Wenn du Wasser und ungesüßten Tee statt Sprudel, Limonaden und Säften trinkst, dann sparst du viele Kalorien ein, die sonst sofort in Fett umgewandelt werden. Außerdem verbrennt unser Körper mindestens 100 Kalorien extra täglich, wenn du zwei Liter Wasser am Tag trinkst, was unseren Grundumsatz erhöht. Wenn du kaltes Wasser trinkst, sogar noch mehr: bis zu 200 Kalorien am Tag. Das hilft uns beim Abnehmen.

Es tut unserem Stoffwechsel besonders gut, wenn wir vor dem Frühstück auf nüchternen Magen ein Glas Wasser mit etwas Zitronensaft oder auch Apfelessig trinken.

Grüner Tee

Grüner Tee ist eine Variante des Tees, wobei die Teeblätter, im Gegensatz zum schwarzen Tee, nicht fermentiert werden. Der grüne Tee wird schon seit mehreren tausend Jahren in China angebaut, und es gibt viele Varianten dieser Teesorte. Im 16. und 17. Jahrhundert kam er dann auch nach Europa. Er wird auch als Heilpflanze verwendet.

Es ist bekannt und wurde in Studien nachgewiesen, dass grüner Tee den Stoffwechsel und die Fettverbrennung anregt. Wer täglich mindestens zwei Tassen grünen Tee trinkt, hilft seinem Stoffwechsel auf die Sprünge.

Tee enthält viele wichtige Mineralien und steckt voller sekundärer Pflanzenstoffe. Diese haben eine antioxidative Wirkung, die Bitterstoffe verringern den Appetit auf Süßes und helfen uns so, weniger Kalorien zu uns zu nehmen. Er schützt vor Diabetes und einer überschüssigen Fettaufnahme im Verdauungstrakt, reduziert das schlechte Cholesterin im Blut und sorgt für eine ausgeglichene Darmflora, verbessert also den Energiestoffwechsel. Ebenso wirkt er antibakteriell und entzündungshemmend und verbessert so den Immunstoffwechsel.

Durch die in ihm enthaltenen Koffeine gibt er dir Energie, aber in einer ausgeglicheneren Form als der Kaffee.

Grüner Tee schützt unsere Zähne vor Karies, beugt Alzheimer, Parkinson und Herz-Kreislauf-Erkrankungen wie Bluthochdruck, Schlaganfall und Herzinfarkt vor und schützt vor Multipler Sklerose. Er verhindert einige Krebssorten und hemmt das Krebswachstum und die Metastasenbildung.

Grüner Tee ist also ein absoluter Favorit, wenn es um unsere Gesundheit und einen gesunden Stoffwechsel geht.

Grüner Tee

Nehme deine Lieblingssorte grünen Tees, vorzugsweise natürlich losen, und gib ihn in eine Teekanne. Für einen halben Liter Tee brauchst du etwa einen Teelöffel Teeblätter. Bring das Wasser zum Kochen und lass es etwas abkühlen. Grüner Tee sollte nicht mit kochendem Wasser aufgegossen werden, sondern, je nach Sorte, mit Wasser von 70 – 90 °C. Und man sollte den Tee nicht länger als zehn Minuten ziehen lassen, da er sonst bitter wird. Er sollte daher jedes Mal frisch zubereitet werden und nicht gleich für den ganzen Tag gemacht werden. Bei grünem Tee kann man aber noch zwei Aufgüsse mehr von denselben Teeblättern machen.

Wer seinen Stoffwechsel anregen will, der sollte einen halben bis einen Liter ungesüßten, grünen Tee am Tag trinken, am besten jeweils eine Stunde nach dem Essen, damit er die Verdauung nicht beeinträchtigt und sich dies ungünstig auf den Stoffwechsel auswirkt.

Oolong-Tee

Der Oolong-Tee ist eine traditionelle Teesorte aus China, dessen Fermentationsdauer zwischen dem des grünen und des schwarzen Tees liegt. Dieser Tee regt die Fettverbrennung im Körper an, kurbelt den Stoffwechsel an und sorgt dafür, dass das Fett aus der Nahrung weniger aufgenommen und im Körper gespeichert wird. Deswegen wird er in China häufig zu fettigen Speisen serviert. Er reduziert des Weiteren das Risiko für Diabetes. Ein wahrer Stoffwechsel-Booster also.

Pu-Erh-Tee

Dieser Tee kommt aus der südchinesischen Provinz Yunnan. Es handelt sich um einen roten Tee, der in Formen gepresst wird und auf diese Art und Weise lange aufbewahrt werden kann. Dieser Tee ist bekannt dafür, dass er hilft, das Gewicht, die Blutfette und den Blutzucker zu reduzieren, wobei er sehr anregend ist. Er fördert also unseren Fettstoffwechsel deutlich und schützt vor Herz-Kreislauf-Erkrankungen.

Mate-Tee

Mate ist ein aus Südamerika stammender Tee, wobei das Wort Mate eigentlich für das Trinkgefäß stand, heute aber auch für den Tee verwendet wird. Der Mate-Tee regt den Stoffwechsel an, fördert die Speichel- und Magensaftbildung, hilft bei der Verdauung, unterdrückt Hungergefühle und hilft beim Abnehmen. Durch seinen Koffeingehalt wirkt er anregend. Er ist dadurch auch leistungssteigernd.

Johanniskrauttee

Johanniskraut (echtes Johanniskraut), das fast überall auf der Welt wächst, wird als Heilpflanze verwendet. Es hat eine antidepressive Wirkung und wirkt, ähnlich wie die Schokolade, als Glücklichmacher, indem es die Motivation erhöht. Als Tee ist es daher ideal zum Abnehmen.

Ingwer

Der Ingwer kommt aus dem Fernen Osten, wo er schon seit vielen Jahrtausenden für seine guten Eigenschaften bekannt ist und verwendet wird. Vor etwa tausend Jahren kam er über den Mittelmeerraum auch nach Europa. Die Wurzel des Ingwers wird als Gewürz- und Heilmittel verwendet, aber auch als Aphrodisiakum. Sein Geruch ist aromatisch, aber sein Geschmack scharf und sehr würzig.

Ingwer enthält viele ätherische Öle und scharfe Substanzen, die unserem Körper einheizen. Er wirkt auch verdauungsfördernd, magenstärkend, hilft gegen Magenentzündungen, regt den Kreislauf an, fördert die Durchblutung und ist nachweislich ein ausgezeichnetes Mittel zum Abnehmen (ohne Nebenwirkungen!). Ingwer hilft bei Entzündungen, Muskel- und Gelenkschmerzen, verringert das Risiko von Herz-Kreislauf-Erkrankungen und Blutzuckerproblemen, lindert Erkältungserkrankungen, ist ein natürliches Antioxidans, schützt das Immunsystem und hat antibakterielle Wirkung.

Des Weiteren hat der Ingwer Vitamin C und viele wertvolle Mineralstoffe. Am besten ist es daher, Ingwer frisch zu verwenden, in Knollenform.

Du kannst Ingwer als Tee oder als Würzmittel gebrauchen. Hier gebe ich dir ein Rezept für Ingwertee.

Ingwertee

Nimm ein etwa 2-3 cm großes Stück frische Ingwerknolle und wasche sie gründlich. Du brauchst sie dann nicht zu schälen. Schneide den Ingwer in ganz dünne Scheiben oder kleine Stücke oder reibe ihn. Gebe ihn in eine große Kanne und übergieße ihn mit 1,5 - 2 Litern kochendem Wasser. Dann lässt du ihn ca. zehn Minuten ziehen und trinkst den Sud über den Tag verteilt. So kannst du deine notwendige Flüssigkeitsmenge leicht zu dir nehmen und gleichzeitig deinen Stoffwechsel anregen. Am besten ist es, den Tee eine halbe Stunde vor den Mahlzeiten zu trinken.

Wenn du magst, kannst du die Ingwerscheiben auch am Ende essen.

Und wer etwas gegen Erkältungen tun will, lässt den Tee ein wenig abkühlen und gibt dann noch den Saft einer Zitrone und einen Esslöffel Honig pro Tasse hinzu.

Zimt

Der Zimt kommt aus dem Fernen Osten und ist eines der ältesten Gewürze der Menschheit. Er wurde aber nicht nur als Gewürz, sondern auch als Räucherwerk, Heilmittel und Aphrodisiakum verwendet.

Speziell hat der Zimt eine heilsame Wirkung bei Erkältungskrankheiten und gilt als magenstärkend, hilft bei

Verdauungsbeschwerden und regt den Stoffwechsel an. In jüngster Zeit wurde von amerikanischen Forschern festgestellt, dass Zimt den Blutzucker senken kann, was sich positiv auf den Heißhunger auswirkt und die Fettverbrennung beschleunigt.

Zusammen mit Honig wirkt Zimt besonders gut, auch bei Herz-Kreislauf-Erkrankungen. Hier ein Rezeptvorschlag für ein köstliches Getränk.

Honig-Zimt-Wasser

Bringe ein Viertelliter Wasser zum Kochen und gieße es über einen Teelöffel Zimt. Verrühre die Mischung gut und lass sie ein wenig abkühlen. Dann gibst du einen Esslöffel Honig (oder nach Geschmack) dazu und verrührst alles nochmals gut um, bis der Honig geschmolzen ist. Achtung: Honig sollte man nie mit kochend heißem Wasser vermischen. Sonst verliert er seine guten Eigenschaften.

Trinke von dieser Mischung morgens vor dem Frühstück oder abends, bevor du zu Bett gehst, eine Tasse.

Kurkuma

Kurkuma ist ein Gewürz, das aus Südasien kommt und eine intensive gelbe Farbe hat. Es ist ein wichtiger Bestandteil des Currypulvers. In Indien wird es zum Beispiel schon seit vielen Jahrtausenden verwendet.

Der Hauptwirkstoff der Kurkuma, das Curcumin, hat viele Eigenschaften, weswegen es auch in der traditionellen Medizin geschätzt wird. Aber auch für das Abnehmen und unseren Stoffwechsel ist die Kurkuma sehr geeignet. Sie sorgt für eine vermehrte Produktion von Magensaft und eine schnelle Verdauung, verhindert Völlegefühle und aktiviert den Stoffwechsel. Die Bitterstoffe sorgen für eine schnelle Entgiftung der Leber und bremsen den Heißhunger auf Süßes. Auch der Fettstoffwechsel wird angeregt, wodurch der Fettabbau beschleunigt wird.

Kurkuma funktioniert besonders gut in Kombination mit Bewegung und einer ausgewogenen Ernährung.

Granatäpfel und Beeren

Granatäpfel und Beeren jeder Art helfen uns, den Stoffwechsel anzuregen. Sie haben viel Vitamin C und antioxidantische Eigenschaften und schützen somit den Körper vor freien Radikalen, reduzieren Entzündungen, schützen vor Herzerkrankungen, helfen gegen einige Krebsarten und verbessern unsere Gehirnleistung, bringen aber auch den Blutzucker wieder ins Gleichgewicht. Außerdem haben sie viele wichtige Mineralien und lösliche Ballaststoffe.

Papaya und Ananas

Die in der Papaya und der Ananas enthaltenen Enzyme regen die Verdauung an und helfen bei der Reduzierung unseres Gewichtes.

Zitrusfrüchte

Zitrusfrüchte haben kaum Kalorien oder Fett, aber viel Vitamin C und andere Inhaltsstoffe, die unseren Stoffwechsel und die Fettverbrennung anregen, sind aber außerdem auch gut für ein straffes Bindegewebe.

Zitronen tragen zu einem besseren Stoffwechsel bei. Frisch gepresster Zitronensaft mit Wasser hilft unserer Leber bei der Entgiftung und stärkt unser Immunsystem. Am besten für unseren Stoffwechsel ist es, den Zitronensaft mit Wasser jeden Morgen auf nüchternen Magen zu trinken.

Pampelmusen oder Grapefruits haben zusätzlich spezielle Enzyme, die ebenfalls die Fettverbrennung und die Verstoffwechselung in der Leben anregen.

Zitrusfrüchte helfen uns also, schlank auszusehen und gesund zu sein.

Artischocken

Artischocken unterstützen die Fettverbrennung im Körper. Sie werden daher auch immer wieder im Zusammenhang mit dem Thema Abnehmen genannt.

Grünkohl

Grünkohl, dessen gesundheitsfördernde Eigenschaften immer bekannter werden, hilft bei der Zellentgiftung.

Spinat

Spinat sorgt für eine vermehrte Produktion des Sättigungshormons Leptin. Dadurch vergehen Heißhungeranfälle. Du kannst dir also zum Beispiel zwischendurch mal einen Spinatsmoothie machen und mit anderen der hier genannten Nahrungsmittel anreichern.

Chia-Samen

Diese kleinen Samenkörner sind ein Superfood, dass nicht nur für unsere Schleimhäute, also unser Verdauungssystem gut ist, sondern auch unseren Stoffwechsel auf Vordermann bringt.

Petersilie

Unsere bekannte und viel verwendete Petersilie hat gewisse Inhaltsstoffe, die den Cellulite-Stoffwechsel ankurbeln können.

Chili

Der in den Chilischoten enthaltene Stoff Capsaicin, der sie so scharf macht, trägt dazu bei, ähnlich wie beim Ingwer, dass der Körper mehr Hitze produziert und so der Grundumsatz gesteigert wird, da der Körper sich wieder abkühlen muss. Das bedeutet einen Extraenergiebedarf. Frische Chilis und Chilipulver aus getrockneten, gemahlenen Chilischoten helfen auch, die Nahrung besser zu verdauen und den Körper stärker zu durchbluten.

Das Gleiche gilt für Cayennepfeffer, der aus Chilischoten gewonnen wird, also nicht aus Pfeffer gemacht wird. Cayennepfeffer unterstützt den Körper auch bei der Eliminierung der Giftstoffe.

Scharfes Essen hilft uns also, den Stoffwechsel anzukurbeln. Vorsicht nur bei zu scharfem Essen. In den europäischen Ländern sind die Menschen es nicht gewohnt, sehr scharf zu essen, und dann kann ein starker Chilikonsum zu Irritationen des Verdauungstraktes führen. Man muss sich an die Schärfe erst gewöhnen.

Schwarzer Pfeffer

Pfeffer kommt ursprünglich aus Indien und war in der Antike ein wertvolles Gut. Er wurde als Gewürz, aber auch als Heilmittel verwendet. Er regt die Speichel- und Magensaftproduktion an und sorgt für eine gute Verdauung, ist appetitanregend und sorgt für die Beseitigung von Schadstoffen aus unserem Organismus. Damit seine Wirkung auf unseren Stoffwechsel besonders gut funktioniert, sollte er vor jedem Gebrauch frisch gemahlen werden. So kommt die Schärfe des Pfeffers mehr zur Geltung.

Algen

Algen werden in der asiatischen Küche häufig verwendet. Sie geben den Speisen einen besonders guten Geschmack und sind vorteilhaft für unsere Gesundheit. Wenn wir vom Thema Abnehmen sprechen, unterstützen sie, da sie viel Jod haben, die Arbeit unserer Schilddrüse, die wiederum dafür sorgt, dass unser Stoffwechsel auf Vordermann ist. Versuche, öfter mal Algen in dein Essen zu integrieren oder in einem

Smoothie zu verwenden. Man kann sie getrocknet kaufen und einfach in Wasser aufweichen.

Mandeln

Mandeln haben gesunde Fette und komplexe Kohlenhydrate, sind aber auch vollgepackt mit wertvollen Mineralstoffen, die uns helfen, den Stoffwechsel aktiv zu halten. Des Weiteren haben sie viel Vitamin E, dass eine antioxidative Wirkung für unsere Zellen hat. Sie sind also ein ausgezeichnetes Nahrungsmittel, um den Stoffwechsel gut funktionieren zu lassen. Nicht umsonst wird immer wieder gesagt, dass eine Handvoll Mandeln am Tag hilft, unser Körpergewicht zu regulieren. Iss sie am besten mit der braunen Haut, um alle Inhaltsstoffe auszunutzen.

Dunkle Schokolade / Kakao

Gute Nachrichten für alle Schokoladenliebhaber! Dunkle Schokolade mit mindestens 70 % Kakao-Anteil, oder noch besser ungesüßter, unverarbeiteter Kakao, sind ein exzellentes Mittel, um den Stoffwechsel anzuregen. Er hat viele Flavonoide und Mineralien, vor allem Magnesium, das hilft, Fett abzubauen und vor Diabetes zu schützen. Außerdem macht Schokolade glücklich, weil sie die Dopamin-Ausschüttung anregt.

Seelachs

Seelachs hat viel Eiweiß und Jod, die beide gut für einen regen Stoffwechsel und eine Gewichtsreduzierung sind. Außerdem hat er hochwertige, gesunde Fette.

Lammfleisch

Lammfleisch hat den Vorteil, dass es neben den wertvollen Proteinen auch noch viel L-Carnitin hat, das hilft, das Fett zu verbrennen. Es kurbelt daher unseren Fettstoffwechsel besonders an, vor allem, wenn wir noch zusätzlich Sport treiben.

Buttermilch

Es ist erwiesen, dass eine gute Versorgung unseres Körpers mit Kalzium hilft, Übergewicht zu vermeiden. Buttermilch hat viel Kalzium und nur sehr wenig Fett. Sie hilft uns daher effektiv beim Abnehmen.

Harzer Käse

Harzer Käse hat gleich zwei Vorteile für unseren Stoffwechsel. Er hat, im Vergleich zu anderen Käsen, sehr wenig Fett (unter 10 % Fett i. Tr.) und damit wenig Kalorien, aber sehr viel Eiweiß. Es ist ein Sauermilchkäse aus Kuhmilch. Wer den starken Geschmack des reifen Harzer Käses nicht mag, kann ihn auch jung verzehren, wenn er noch milder schmeckt.

Olivenöl

Olivenöl gehört zu den gesunden Fetten, die man ohne Weiteres essen kann, um Fett zu verlieren. Die ungesättigten Fettsäuren im Olivenöl setzen ein Hormon in unserem Körper frei, das Hungergefühle vermeiden lässt und den Cholesterinspiegel im Blut senkt. Es hat aber noch viele andere positive Eigenschaften für unsere Gesundheit: Es schützt vor Herz-Kreislauf-Erkrankungen, Schlaganfall, Krebs und vielem mehr.

Zwei Esslöffel täglich, zum Beispiel für einen leckeren Salat, reichen schon aus, um unseren Stoffwechsel anzuregen und die guten Eigenschaften auszunutzen. Wichtig ist nur, dass man darauf achtet, gutes, kalt gepresstes Olivenöl aus erster Pressung zu verwenden.

Kokosöl

Kokosöl ist noch so ein Allround Talent für unseren Stoffwechsel. Es gehört zu den gesundheitsfördernden Fetten, und zwar aus mehreren Gründen. Es reduziert Übergewicht, das Risiko für Herz-Kreislauf-Krankheiten, Diabetes, Parkinson, Alzheimer, Osteoporose und Krebs, trägt zu einer gesunden Darmflora bei, da es leichter verdaulich ist als andere Fette, und vermindert die Gefahr von Gallenblasenerkrankungen. Es regt den Energiestoffwechsel um etwa 5 % pro Tag an. Studien haben gezeigt, dass es für den Gehirnstoffwechsel anregend wirkt, da es in der Leber in Ketonkörper verwandelt wird, die unser Gehirn als Energie für seine Stoffwechselprozesse benötigt. Außerdem wirkt es wie ein natürliches Antibiotikum gegen Bakterien und Viren, aber auch Pilze.

Leinöl

Gutes, kalt gepresstes Leinöl besteht zu etwa zwei Dritteln aus gesunden Omega-3 Fettsäuren, die unser Körper für einen gut arbeitenden Stoffwechsel benötigt. Das macht Leinöl so äußerst stoffwechselanregend. Ein Teelöffel am Tag ist eine ausreichende Dosis.

Leinöl wird schnell ranzig und sollte deshalb immer gut verschlossen im Kühlschrank aufbewahrt werden.

Essig

Essig wird häufig zum Abnehmen empfohlen, und das hat seinen Grund. Essig hat einen positiven Einfluss auf den Blutzucker und den Blutdruck und verhindert die Entstehung von Fettgewebe in unserem Körper.

Basische Ernährung

Wer auf eine eher basische Ernährung achtet, hilft dem Körper, Flüssigkeitsansammlungen in unserem Körpergewebe zu vermeiden und Entzündungen vorzubeugen, wodurch unser Stoffwechsel angekurbelt wird.

Basische Nahrungsmittel sind alle Gemüse- und Obstsorten, Kräuter und Sprossen, Keime, Pilze und Mandeln. Besonders basisch sind dabei zum Beispiel Blattsalate, Spinat, Karotten, frische Erbsen, weiße Bohnen, Blumenkohl und andere Kohlsorten, Bananen und Tomaten.

Proteinreiche Nahrungsmittel

Alle proteinreichen Nahrungsmittel helfen uns, unseren Stoffwechsel anzukurbeln. Dazu gehören speziell Fisch, mageres Fleisch, Geflügel und Quark, aber auch hochwertige pflanzliche Proteine aus Hülsenfrüchten, Quinoa und Nüssen unterstützen den Stoffwechsel. Das Eiweiß hält lange satt und hilft, Muskeln zu bilden, vor allem, wenn Sport getrieben wird, die unseren Stoffwechsel noch mehr antreiben.

Wer proteinreiche Nahrungsmittel isst, beschleunigt seinen Stoffwechsel um 15 – 20 %.

Lösliche Ballaststoffe

Wichtig ist, lösliche Ballaststoffe in unsere tägliche Ernährung zu integrieren. Unser Körper ist länger mit ihnen beschäftigt, und sie tragen dazu bei, die Verdauung zu verbessern, da sie mit Wasser im Darm aufquellen. Außerdem haben sie weniger Kalorien als die einfachen Kohlenhydrate und helfen durch ihre langsame Verdauung, Hungergefühle zu vermeiden und den Blutzucker im Gleichgewicht zu halten.

Besonders zu empfehlen sind unter anderem Vollkornprodukte, Pektin (kommt im Obst vor), Linsen, Kichererbsen, Artischocken, Fenchel und viele andere Gemüse und Früchte. Aber auch ein leckeres Frühstück mit Müsli aus Vollkorngetreide, Nüssen und Körnern ist eine ideale Art, den Tag gesund und mit viel Energie zu beginnen.

Wer kohlenhydratreiche Lebensmittel zu sich nimmt, regt seinen Stoffwechsel um 5 – 10 % an.

Hochwertiges Fett

Hochwertige Fettsorten helfen, unseren Stoffwechsel anzukurbeln, entgegen der üblichen Meinung. Dazu gehören Kokosöl, Olivenöl, Chiaöl oder Leinöl. Wichtig ist, dass es Fette aus ungesättigten Fettsäuren sind.

Die Beschleunigung unseres Stoffwechsels durch Fette beträgt 0 – 3 %.

Lebensmittel mit hoher Nährstoffdichte

Das sind Nahrungsmittel, die viele Nährstoffe (Vitamine, Mineralstoffe, sekundäre Pflanzenstoffe) haben, aberwenig Kalorien. Dazu gehören Gemüse und Obst, Vollkorngetreide, Hülsenfrüchte, fettarmer Fisch und fettarmes Fleisch.

Vitamin C

Eine ausreichende Vitamin C Versorgung ist ebenfalls sehr wichtig, um den Stoffwechsel besonders anzuregen. Achte also darauf, wenn du Obst und Gemüse auswählst. Vitamin C ist wasserlöslich, kann deshalb von unserem Körper nicht gespeichert werden, muss also täglich neu in die Ernährung aufgenommen werden. Gute Vitamin C Lieferanten sind Zitrusfrüchte, Kiwis, jede Art von Beeren, wie wir oben schon sagten, aber Guaven haben noch viel mehr Vitamin C. Beim Gemüse achte auf frischen Paprika, Brokkoli und Spinat.

Vitamin D

Vitamin D ist ein lebensnotwendiges Vitamin, das unser Körper selbst herstellen kann, wenn wir genug Sonnenlicht auf unsere Haut bekommen. Daher ist es wichtig, uns viel in der frischen Luft zu bewegen. In den kalten Monaten ist es in den nördlichen Ländern wahrscheinlich etwas schwierig, ausreichend Vitamin D durch die Sonnenstrahlen zu bekommen, aber wir finden es auch in Eiern, fettreichen Meeresfischen wie Lachs, Thunfisch oder Heilbutt und Milchprodukten.

Vitamin D ist unter anderem für unsere gute Laune zuständig, ist aber auch an der Fettverbrennung beteiligt. Wenn wir nicht genug von diesem Vitamin bekommen, neigt unser Körper dazu, Fett einzulagern, und es wird schwieriger, abzunehmen.

Vitamin B_6

Vitamin B_6 finden wir vor allem in Vollkornprodukten, Hülsenfrüchten und Kohlgemüse. Es hat eine vorteilhafte Wirkung auf den Glykogen-, Eiweiß und Fettstoffwechsel, unterstützt aber auch die Hormonregulierung.

Zink

Zink gehört zu den wichtigsten Mineralien für den menschlichen Körper. Ohne ihn können verschiedene Stoffwechselarten unseres Organismus nicht funktionieren, aber auch unser Immunsystem und verschiedene Hormone werden durch ihn beeinflusst, unter anderem für die Schilddrüse. Außerdem ist er wichtig für die Wundheilung und unsere Haut und Haare.

Zink befindet sich vor allem in Austern, Erdnüssen, Paranüssen, Linsen, Käse, Mais, Haferflocken, Weizenmehl und Rindfleisch.

Eisen

Eisen ist das wichtigste Spurenelement in unserem Körper. Ein Eisenmangel kann dem Stoffwechsel schaden. Eisen findest du in Fleisch und Geflügel, aber auch in Gemüse und Obst, die uns außerdem helfen, das Eisen zu assimilieren.

Selen

Ebenfalls sollten wir auf eine genügende Selenzufuhr achten. Es kommt in Fleisch, Fisch, Nüssen und Samenkörnern, Zwiebeln, Knoblauch und Brokkoli vor.

Jod

Wie ich schon bei den Algen sagte, ist Jod wichtig, damit die Schilddrüse richtig funktioniert, die wiederum für einen regen Stoffwechsel zuständig ist. Neben den Algen haben auch Meeresfrüchte viel Jod. Integriere sie daher auch öfter in deine Ernährung.

Und wie ist es mit dem Kaffee?

Viele sagen, dass Kaffee den Stoffwechsel auch anregt. Kaffee hat verschiedene Auswirkungen auf den menschlichen Körper, die je nach Person anders sein können. Was erwiesen ist, ist, dass Kaffee eine anregende Wirkung auf den Kreislauf hat. Dadurch erweitern sich die Blutgefäße, unser Herzschlag wird schneller und unser Körper besser durchblutet. Die Bronchien erweitern sich. Und Kaffee wirkt harntreibend.

Bzgl. des Stoffwechsels konnte herausgefunden werden, dass er bei schlanken Menschen durch Kaffee erheblich besser angetrieben wird, als bei stark übergewichtigen Personen. Zwei Tassen Bohnenkaffee am Tag reichen dafür aus.

Daher ist der Kaffee nicht unter den speziellen Nahrungsmitteln zum Stoffwechsel erhöhen zu nennen.

Ausnahmen sind erlaubt

Ab und zu darf man auch mal eine Ausnahme machen, einen Cheatday einlegen und essen, was man will. Denn wir machen ja keine strikte Diät. Sei also etwas flexibel. Ein gut funktionierender Stoffwechsel kann das ohne Weiteres wegstecken. Auf jeden Fall ist aber wichtig, dass du das, was du isst, auch genießt! Du wirst übrigens sehen, dass dein Heißhunger auf Süßes nachlässt oder sogar ganz verschwindet, wenn du dich mit gesunden Kohlenhydraten ernährst.

Studien haben sogar gezeigt, dass, wenn wir ab und zu einen Cheatday einlegen, an dem wir essen dürfen, was wir wollen, unser Stoffwechsel sich sicherer fühlt und das Hormon Leptin produziert, welches signalisiert, dass es genug zu essen gibt und Bauchfett abgebaut werden kann, auf der anderen Seite aber auch das Hormon Ghrelin für einige Tage reduziert, welches Hungergefühle verursacht. Also ist es gar nicht so schlecht, mal Ausnahmen zu machen.

Fasten

Diäten sind nicht gut für unseren Stoffwechsel, aber Fasten regt ihn an. Wichtig ist, wie du es machst. Das Intervallfasten ist eine gute Art, den Stoffwechsel wieder auf Vordermann zu bekommen. Denn dabei fastest du nur für eine bestimmte, relativ kurze Zeit am Tag oder ein- bis zweimal die Woche. Um den Stoffwechsel anzuregen, sollte man aber nie mehr als drei Tage hintereinander fasten. Das würde ihn wieder verlangsamen und er würde wieder sein Sparprogramm für schlechte Zeiten einschalten.

Detox Kuren

Wer etwas mehr für seinen Körper tun will, kann ihn auch erst einmal mit einer Detox Kur entgiften. So unterstützen wir die körpereigene Entgiftungsfunktion und lassen ihm Zeit, sich auf den Stoffwechsel zu konzentrieren. Ein paar Tage pro Monat können schon Wunder wirken. Du wirst es merken, denn du fühlst dich dann gleich viel besser und vitaler. Es ist nicht einmal notwendig, eine Detox Kur zu machen, bei der du gar nichts isst.

Sport / Bewegung

Problemzonen durch gezielte Übungen trainieren

Zwar können wir nicht direkt unseren Stoffwechsel darauf ansetzen, an bestimmten Stellen unseres Körpers, die uns besonders am Herzen liegen, Fett abzubauen, aber wir können konkrete Trainingseinheiten für diese Problemzonen mit dem Krafttraining machen, um dort Muskeln aufzubauen und zum Beispiel einen festeren Bauch oder Po, aber auch gut geformte Beine zu bekommen.

Für alle Sportmuffel: Abnehmen ohne Sport

Auch Abnehmen ohne Sport geht. Wichtig ist nur, dass man sich trotzdem ausreichend bewegt. Wer also nicht gerne Sport macht und trotzdem Kalorien verbrennen will, sollte mehr Bewegung in seinen Alltag integrieren. Auch das hilft schon, unseren Stoffwechsel anzuregen.

Krafttraining für Trainingseinsteiger

Wenn du längere Zeit kein Training mehr gemacht hast, wirst du wahrscheinlich für das Ausdauertraining zunächst einmal nicht genug Kraft und Ausdauer haben. Wenn du nun wieder beginnst, dich zu bewegen, dann kann das Krafttraining von Vorteil sein. Du bestimmst selber, wie hoch die Anforderungen sein sollen.

Krafttraining für mehr und stärkere Muskeln

Durch Krafttraining bekommst du nicht nur mehr Muskeln, du kannst die schon existierenden damit auch mehr stärken. So erzielst du einen höheren Grund- und Leistungsumsatz. Trainierte Muskeln erhöhen den Grundumsatz viel mehr als untrainierte.

Krafttraining auch zu Hause

Um Krafttraining zu machen, musst du nicht unbedingt ins Fitnessstudio gehen. Viele Übungen kannst du auch zu Hause machen. Dazu gehören unter anderem Kniebeugen, Liegestütze, Training für die Bauchmuskeln und mit Hanteln, etc.

Ausdauertraining verbrennt Kalorien

Wer lieber Ausdauersport macht, kann zum Beispiel eine Stunde joggen, schwimmen, Rad fahren oder rudern. Man kann langsam beginnen und das Tempo dann steigern. Das verbrennt gut Kalorien und schützt unser Herz, wenn wir es regelmäßig machen. Wenn wir uns richtig anstrengen, bleibt der Stoffwechsel auch noch eine ganze Zeit nach dem Training erhöht und hilft, die überflüssigen Pfunde zu beseitigen.

Entspannter Lebensstil

Der Schlaf und unsere Hormone

Schlafe ausreichend, denn sonst kommt die Produktion von den Hormonen Leptin (Sättigungshormon, das Hungergefühle vermeidet) und Ghrelin (Hungerhormon, das Hungergefühle veranlasst) aus dem Gleichgewicht und damit deine Hungergefühle. Wenn du zu wenig schläfst, steigt auch das Stresshormon Cortisol an.

Der Stress und unsere Hormone

Wer längere Zeit unter Stress leidet, also chronischen Stress hat, produziert mehr Cortisol. Dieses Hormon ist zuständig dafür, dass unser Körper den Befehl bekommt, Fett im Bauchbereich einzulagern und mehr Hunger zu haben. Dadurch steigt auch der Blutzuckerspiegel an.

Kurzfristiger, also akuter Stress ist dagegen aber gut für unseren Körper. Dazu zählen zum Beispiel auch Wechselduschen.

Dauerstress und fehlender Schlaf haben miteinander zu tun. Wenn du mehr schläfst, entstresst du dich. Und wenn du weniger Stress hast, schläfst du besser.

Andere

Kalte Duschen

Kalte Duschen bzw. Wechselduschen regen den Stoffwechsel an. Wichtig ist, zuerst warm zu duschen und zum Ende auf kalt umzustellen.

Schwimme in kaltem Wasser

Wer in kaltem Wasser schwimmt, verbrennt mehr Kalorien, als wer in einem geheizten Schwimmbad schwimmt. Dies heizt dem Stoffwechsel ein.

Ein besserer Stoffwechsel für einen klareren Kopf

Menschen, die körperlich aktiv und fit sind, haben den großen Vorteil, dass sie nicht nur gesünder und schlanker sind, sondern sich auch wohler fühlen. Und da ein regerer Stoffwechsel auch für die bessere Durchblutung unseres Gehirns sorgt, profitiert auch dieses, indem es klarer denken und sich besser konzentrieren und erinnern kann.

Wie schnell du abnimmst, liegt an dir. Du bestimmst die Geschwindigkeit, denn jeder ist anders. Wichtig ist, dass du mit diesen wertvollen Tipps beginnst, deinen Stoffwechsel wieder anzuregen. Alles Andere kommt dann von selbst.

Bevor wir zur praktischen Vorgehensweise kommen, hier aber noch einige Tipps, was unseren Stoffwechsel verlangsamt, was wir also auf keinen Fall tun sollten.

Was verlangsamt den Stoffwechsel?

Ernährung

Diäten

Vergiss das Wort Diät, wenn du einen gesunden Stoffwechsel haben willst. Wenn du eine Diät machst, wird dein Stoffwechsel wieder langsamer und es wird dich mehr Arbeit kosten, überflüssige Kilos zu verlieren. Abgesehen davon hat man bei Diäten normalerweise weniger Energie, also auch weniger Lust, sich zu bewegen, man fühlt sich schlapp und lustlos, und das verhindert noch mehr das Verbrennen der Kalorien. Unser Immunsystem leidet unter ihnen und am Ende tritt fast immer der Jo-Jo-Effekt ein, das heißt, die verlorenen

Kilos kommen wieder drauf und oft auch noch mehr als man abgenommen hatte. Diäten sind also keine Alternative für uns.

Und du brauchst sie auch bei einem gut funktionierenden Stoffwechsel nie mehr. Ernährungsumstellungen sind jedoch nicht das Gleiche wie Diäten! Mit ihnen kannst du viel erreichen.

Mahlzeiten auslassen

Wer öfter Mahlzeiten auslässt, hilft seinem Stoffwechsel nicht, sich wieder zu aktivieren. Vielleicht klingt es merkwürdig, zu sagen, man sollte essen, wenn man abnehmen will, aber denk daran, dass dies gesunde Lebensmittel sein sollen, und natürlich nicht im Übermaß. Es gibt aber keinen Grund, unseren Körper auf Sparflamme zu setzen.

Aus dem Haus rennen, ohne zu frühstücken

Um den Stoffwechsel wieder zum Funktionieren zu bringen, solltest du unbedingt morgens frühstücken. Wer meint, morgens keine Zeit dafür zu haben, sollte eine Viertel- oder halbe Stunde eher aufstehen. Ein leckeres Frühstück, das man in Ruhe genießen kann, hilft uns, unseren Tag mit Lust und ohne Stress zu beginnen.

Nahrungsmittel, die du meiden solltest

Fast Food, Fertigprodukte, verarbeitete Produkte aus Fleisch und Fisch, frittierte Nahrungsmittel, Öle aus Plastikflaschen, Kartoffelchips

& Co., extra große Portionen, viel Süßigkeiten, Limonaden, Softdrinks und Säfte aus dem Supermarkt. All diese Lebensmittel sind keine wirklichen Nahrungsmittel, sondern Produkte, die unseren Stoffwechsel belasten und unserem Körper und unserer Gesundheit schaden. Wenn du gesund leben und langfristig abnehmen willst, solltest du einen großen Bogen um sie machen. Wenn die Versuchung am Anfang noch zu groß ist, vermeide einfach diese Stände im Supermarkt.

Alkohol

Regelmäßiger Alkoholkonsum bedeutet nicht nur viele leere Kalorien, sondern beschäftigt unseren Stoffwechsel mit dem Abbau des Alkohols, bevor er Zeit hat, sich um den Fettabbau zu kümmern.

Zu wenig Flüssigkeit

Wer weniger als zwei Liter Wasser pro Tag trinkt, verlangsamt seinen Stoffwechsel deutlich.

Einfache Kohlenhydrate

Wenn du deinen Stoffwechsel wieder auf Vordermann bringen, abnehmen und gesund leben willst, solltest du auf leere Kalorien aus Einfachzucker und Weißmehl so weit wie möglich verzichten. Dazu gehören auch die Limonaden und Softdrinks aus dem Supermarkt, die voller Einfachzucker sind, unseren Stoffwechsel extrem belasten und uns immer dicker werden lassen, da sie uns vorgaukeln, wir brauchen mehr Energie, wenn wir noch mehr als genug haben. Vermeide sie unbedingt!

Bewegung

Die unbewussten Alltagsaktivitäten

Wer viel sitzt und sich wenig bewegt, verlangsamt seinen Stoffwechsel. Du solltest also einmal pro Stunde aufstehen und dich etwas bewegen, wenn du eine sitzende Tätigkeit hast.

Lebensstil

Dauerstress

Wir verspüren übermäßigen Stress, weil wir denken, dass wir etwas nicht schaffen und uns bedroht fühlen. Es ist also eine Kreation unseres Gehirns, nichts Reelles. Die Situation ist dieselbe, mit oder ohne Stress. Die Frage ist, wie du sie angehst. Mit Stress siehst du die Realität aber nicht mehr komplett und kannst auch oft keine konstruktiven Lösungen finden, da du dich unter Druck befindest.

Stress ruiniert einen gut funktionierenden Stoffwechsel.

Schlafmangel

Wer zu wenig schläft, schadet seinem Stoffwechsel und einer guten Figur, aber auch seiner Gesundheit.

Andere

Heizen

Wer seine Wohnung zu stark heizt, lässt den Stoffwechsel langsamer werden, da der Körper sich nicht mehr anstrengen muss, um die Körpertemperatur zu erhöhen. 18 °C im Schlafzimmer ist eine gute Temperatur für einen aktiven Stoffwechsel.

Wechseljahre

Über eine Stoffwechselverlangsamung durch eine falsche Hormonproduktion hast du schon bei den Krankheiten, die den Stoffwechsel verlangsamen, gelesen. Aber auch die Wechseljahre bei der Frau bedeuten eine verringerte Produktion von Östrogen und anderen Hormonen, die eventuell bewirken können, das wir mit weniger Kalorien auskommen, aber mehr Lust auf Süßes haben. Auch für die Männer bedeuten diese Hormonschwankungen Änderungen im Stoffwechsel, aber sie sind normalerweise nicht so ausgeprägt.

Praktische Vorgehensweise, um wieder einen gut funktionierenden Stoffwechsel zu erhalten

Hier bekommst du nun eine Liste mit praktischen Tipps, wie du das oben Gelernte in deinem Alltag durchführen kannst. Das Ziel ist, das Thema Stoffwechsel in Ordnung bringen nicht zu sehr zu komplizieren und einfach in unseren Alltag zu integrieren. Viel Spaß!

Ernährung

Wasser

Als grobe Regel kann man rechnen, dass man ein Drittel seines Körpergewichtes in Deziliter als Wasser zu sich nehmen sollte (30 Deziliter pro Kilo Körpergewicht). Dies wäre die Richtlinie für einen Menschen mit einer mehr sitzenden Tätigkeit. Ein Sportler oder körperlich aktiverer Mensch benötigt mehr.

Beispiel: Jemand, der 60 Kilo wiegt, braucht dann täglich etwa 2 Liter Wasser, die er verteilt über den Tag trinken sollte.

Um dies zu erreichen, stellt man sich am besten eine gefüllte Wasserflasche und ein Glas auf den Schreibtisch oder wo du sonst arbeitest. So greifst du wahrscheinlich nach kurzer Zeit schon automatisch nach dem Glas und trinkst. Du brauchst also nur noch daran zu denken, das Glas wieder aufzufüllen.

Das Wasser solltest du bis zum Abendessen ausgetrunken haben.

Regelmäßige Mahlzeiten

Plane drei komplette Mahlzeiten (Frühstück, Mittagessen, Abendessen) und zwei Snacks zwischendurch in deinen Tagesablauf ein. Wenn du einmal aus irgendeinem Grunde im Moment keine Zeit für die komplette Mahlzeit hast, nimm zumindest einen Snack zu dir, und verschiebe die Mahlzeit auf die Snackzeit. Wichtig ist, dass du etwas isst, wenn du deinen Stoffwechsel wieder gut funktionierend haben willst.

Gesunde Snacks sind zum Beispiel Obst und frisches Gemüse oder Salate, aber auch eine Handvoll Mandeln (ohne Salz) oder Samenkörner. Es ist eine gute Idee, immer einige Snacks wie Obst oder Mandeln schon portionsweise in der Tasche, in der Schreibtischschublade oder im Handschuhfach des Autos haben, sozusagen für Notfälle.

Gesunde Nahrung

Gib deinem Körper die Nahrung, die er braucht, um gut zu funktionieren, dann brauchst du dir um deinen Stoffwechsel keine Gedanken mehr zu machen. Studien haben gezeigt, dass es viel wichtiger ist, auf das zu achten, was man isst, als auf die Menge der Kalorien, die man zu sich nimmt. Zwei Nahrungsmittel mit derselben Kalorienmenge können eine völlig verschiedene Wirkung auf unseren Stoffwechsel haben. Das eine kann ihn fördern und das andere kann ihn verlangsamen. Das liegt daran, dass das erste viele Nährstoffe hat, und das zweite viele leere Kalorien. Beim ersten wird also unser Wohlbefinden angekurbelt, und ans Abnehmen brauchen wir gar nicht mehr zu denken, und das zweite setzt an, verursacht Heißhungerattacken und lässt uns lustlos und träge werden.

Iss also viel Obst und frisches Gemüse, pflanzliches Eiweiß, frischen Seefisch, Vollkornprodukte, Nüsse und Samen und frische Salate mit Olivenöl und gutem Essig.

So hast du keinen Hunger, versorgst deinen Körper optimal und brauchst dich auch nicht vor dem Jo-Jo-Effekt zu fürchten. Gesund abnehmen kann sehr wohlschmeckend sein!

Detox mit Flohsamen

Eine gute Möglichkeit, eine sanfte Detoxkur durchzuführen, sind Flohsamen. Morgens nach dem Aufstehen nimmst du einfach zwei Esslöffel davon mit zwei Gläsern Wasser zu dir. Das regt den Stoffwechsel an.

Bewegung

Man sollte mindestens zweimal pro Woche sportliche Bewegung einplanen, besser wäre natürlich mehr. Aber es muss nicht immer Sport sein. Wichtig ist, den Körper zu bewegen, um den Stoffwechsel anzukurbeln. Nimm von unseren Vorschlägen die, die dir Spaß machen!

Mehr Bewegung, ohne Sport zu treiben

Bring mehr Bewegung in deinen Alltag! Nimm statt des Aufzuges oder der Rolltreppe die Treppe und geh zu Fuß hinauf. Steig eine Station eher aus dem Bus oder der Straßenbahn und geh den Rest des Weges zu Fuß. Fahre mit dem Fahrrad statt mit dem Bus oder gehe kurze Wege zu Fuß, bewege dich bei ein bisschen Haus- oder Gartenarbeit, geh mit dem Hund spazieren, ...

Aber du hast bestimmt deine eigenen Ideen, wie du dich im Alltagsleben mehr bewegen kannst.

Gehen, Laufen oder Joggen

Dies ist der nächste Schritt, wobei du diese Bewegung langsam steigern kannst. Du kannst mit dem Gehen beginnen, vielleicht nach Feierabend oder während der Mittagspause einen kleinen Spaziergang machen. Dazu brauchst du nur bequeme Schuhe und die passende Kleidung. Eine andere Möglichkeit wäre, dass du dir ein Laufband zulegst und darauf trainierst. Dann kannst du sogar festhalten, wie viele Schritte du gelaufen bist.

Laufen entspannt, entstresst, bringt den Kreislauf in Schwung, verbrennt Kalorien und Fett.

Tanzen

Wer hat Lust zum Tanzen? Diese gesellige Aktivität ist hervorragend, um uns in Bewegung zu halten. Plan mal wieder einen Tanzabend mit deinem Partner ein. Du wirst sehen, wie viel gute Laune das erzeugt und wie es dich ins Schwitzen bringt.

Fahrradfahren oder Spinning

Hierfür brauchst du nur ein Fahrrad oder ein stationäres Rad und bequeme Kleidung. Wenn es ein stationäres Rad ist, kannst du es bei jedem Wetter machen. Radfahren ist eine gute Bewegung, um unseren Stoffwechsel in Schwung zu bringen.

Aerobic

Besorge dir bequeme Kleidung und schreibe dich bei einer Aerobic Klasse ein. Bei dieser Art von Sport handelt es sich um eine Gruppenaktivität mit rhythmischen Bewegungen zu Musik. Dadurch wird die Ausdauer gefördert und Fett abgebaut. Und die Begleitung durch die anderen Teilnehmer wird es lustiger machen, als wenn du alleine Sport treiben würdest.

Schwimmen

Das Schwimmen ist eine Sportart, die für unseren ganzen Körper guttut. Im Sommer kann es in einem Freibad sein, im Winter im Hallenbad. Es gibt keine Ausrede, nicht zu schwimmen. Du kannst es auch abends nach der Arbeit machen. So entspannst du dich noch vom Alltagsstress. Einen Badeanzug oder eine Badehose hast du bestimmt.

Kickboxen

Diese Kampfsportart wird im Stehen mit einem Partner gemacht, und bei der mit Händen und Füßen geschlagen werden darf. Es ähnelt dem Karate und Taekwondo, hat aber auch mit dem Boxen zu tun. Es kombiniert Kraft- und Ausdauertraining und ist bestens geeignet, um Stress abzubauen. Die am meisten beanspruchten Muskeln sind die der Arme und Beine. Oft wird das Kickboxen von Frauen geübt, um sich selbst verteidigen zu können.

Gewichtheben

Das Gewichtheben ist eindeutig ein Kraftsport, bei dem du die Gewichte, mit denen du arbeitest, selber bestimmen kannst. Trotzdem wäre es gut, am Anfang mit einem Trainer zusammen zu arbeiten, um das für dich richtige Programm zu entwerfen. Danach kannst du es auch zu Hause weiterführen.

Durch diese Sportart verbrennst du nicht nur Kalorien, sondern baust auch gezielt Muskelmasse auf bzw. erhältst sie. Dazu ist es notwendig, nachher mit schwereren Gewichten zu arbeiten, um deine Muskeln zu fordern.

HIIT-Training

HIIT steht für High Intensity Interval Training und ist Trainingsmethode, bei der sich Belastungs- und Erholungsphasen in kurzen Intervallen abwechseln. Du trainierst kurz, aber sehr intensiv, und kommst dann wieder zur Ruhe. Dabei sind die Erholungsphasen nie lang genug, dass sich der Körper komplett erholen kann. Dadurch werden der Stoffwechsel und die Fettverbrennung sehr stark angekurbelt. Der Effekt kann sieben Mal so hoch sein wie beim Kardiotraining (wie zum Beispiel Joggen).

Lebensstil

Abschalten nach der Arbeit

Wenn du nach der Arbeit nach Hause kommst, halte vor dem Betreten deines Hauses kurz inne, atme einige Male tief durch und lass dann die Arbeit draußen. Du kannst dies zu einem Ritual machen, indem du deine Arbeitssorgen im übertragenen Sinne unter einem Baum ablegst, damit du sie nicht mit ins Haus nimmst.

Einmal nichts tun

Suche dir einen Tag in der Woche aus, an dem du entscheidest, für eine bestimmte Zeit einfach nichts zu tun. Für Menschen, die normalerweise sehr beschäftigt sind, kann das ganz schön schwer sein. Diese Übung hilft dir, dich einfach einmal völlig zu entspannen.

Wenn du es gelernt hast, möchtest du es nachher vielleicht auf mehr Tage in der Woche ausdehnen.

Stress durch Bewegung abbauen

Stress lässt sich durch Bewegung abbauen. Schon ein Spaziergang an der frischen Luft hilft, besser wäre jedoch etwas Sport.

Pausen bei der Arbeit

Wer viel am Schreibtisch sitzt, sollte ab und zu eine Pause einlegen und etwas Anderes tun, also nicht am Schreibtisch sitzen bleiben. Diese Pausen helfen, Stress abzubauen und uns besser zu konzentrieren.

Atemübungen

Atemübungen gibt es viele und für verschiedene Zwecke. Eins haben sie aber alle gemeinsam: Tief durchatmen hilft, um uns zu entspannen, Stress loszuwerden und unseren Körper ausreichend mit Sauerstoff zu versorgen. Leider atmen wir, besonders wenn wir unter Stress stehen, meist nur sehr oberflächlich, wodurch diese Versorgung aller unserer Zellen mit Sauerstoff nicht gewährleistet ist. Die Atemübungen verbessern also auch unseren Zellstoffwechsel.

Dazu atmest du immer durch die Nase ein. Du kannst dann entweder durch die Nase oder durch den Mund wieder ausatmen. Um die Lungen nicht einzuzwängen, stellst du dich oder legst du dich am besten für die Atemübungen flach auf den Boden hin. Nun atmest du langsam ganz tief ein, so tief du nur kannst und füllst deine Lungen komplett mit Luft und hältst sie einige Sekunden fest. Dann entlässt du sie langsam wieder. Wiederhole diese Übung mehrere Male. Du kannst viele andere Atemübungen im Internet finden.

Meditation

Die Meditation ist ein altbewährtes Mittel, um zur Ruhe zu kommen, aber gleichzeitig klarer zu denken und verschiedene „Aha-Erlebnisse" zu bekommen. Sie senkt unseren Blutdruck und den Cortisolspiegel beträchtlich. Wer mehrere Jahre Meditation macht, kann eine verbesserte Verbindung zwischen der rechten und der linken Gehirnhäflte verzeichnen. Meditation senkt das Stressniveau deutlich.

Es gibt verschiedene Arten von Meditation. Du kannst dich auch Meditationsgruppen anschließen. Aber, wenn du es erst einmal zu Hause ausprobieren willst, ist das auch kein Problem. Du benötigst dafür einfach einen ruhigen Ort, vielleicht ein Kissen oder eine Meditationsbank, um dich bequem darauf zu setzen, etwas Zeit und vielleicht ein Räucherstäbchen und entspannende Musik. Aber im Grunde genommen kannst du auf all das Verzichten, Rituale sind nicht notwendig. Du brauchst nur den ruhigen Ort.

Setze dich einfach bequem hin. Liegen ist nicht so anzuraten, da du dann dabei einschlafen könntest. Das Problem der Meisten, wenn sie mit dem Meditieren beginnen, ist, dass sich ihre Gedanken nicht abstellen lassen. Konzentriere dich daher auf deinen Atem, wie die Luft durch deine Nase in deine Lungen einströmt und wieder herausgeht, ohne dass du das Atmen dadurch veränderst. Wenn dein Geist abschweift, hol ihn einfach wieder zur Atmung zurück. Nach kurzer Zeit wirst du spüren, wie du ruhiger wirst. Für den Anfang reichen 10 Minuten pro Tag aus.

Yoga

Yoga wird schon seit langer Zeit in Indien praktiziert. Es wird verwendet, um Körper, Geist und Seele zu harmonisieren und uns von Blockaden zu befreien. Wir können uns so einem höhren Bewusstsein öffnen und unseren Alltag hinter uns lassen. Yoga wirkt sich daher sehr positiv auf unser gesamtes Wohlbefinden und unsere Gesundheit aus und senkt unser Stressniveau.

Yoga verbindet Körperhaltungen, Bewegungsabläufe, Atemübungen, Mantras und Mudras, um die Lebensenergie zu stimulieren und Ruhe und Gelassenheit zu erlangen. Das traditionelle, indische Yoga ist aber erheblich komplexer als die westliche Variante.

Man kann Yoga-Unterricht nehmen oder es zu Hause erlernen. Für den Anfang ist sicher ein Yoga-Lehrer die beste Alternative, um es zu lernen, damit man die Übungen richtig macht. Du brauchst nur eine Yogamatte und bequeme Kleidung dafür.

Massage

Die Massage ist eine angenehme Form, uns zu entspannen und gleichzeitig für unseren Körper und Geist etwas zu tun. Wenn wir unseren Stoffwechsel anregen wollen, sollten wir Massagen auswählen, die unser Fettgewebe und unsere Lymphzirkulation anregen. Zusätzlich reduzieren sie Stress und wirken entspannend. Um die Wirkung einer Massage noch zu erhöhen, ist es wichtig, ausreichen zu trinken. Ein guter Masseur kann dich bestimmt beraten, welches die geeignete Massage für dich ist.

Sauna

Wer die Möglichkeit hat, einen Saunabesuch zu machen, sollte dies unbedingt tun. Denn das Schwitzen regt den Stoffwechsel und den Kreislauf an, und es hilft auch, uns von den schädlichen Toxinen zu befreien. Auch hierbei ist es wichtig, genügend Flüssigkeit zu sich zu nehmen, da man beim Schwitzen viel verliert.

Pflanzen im Haus oder am Arbeitsplatz

Studien haben gezeigt, dass Pflanzen im Büro oder zu Hause unseren Stresspegel senken können. Stelle also einfach ein paar Zimmerpflanzen hin. Sie sehen obendrein auch noch hübsch aus.

Erholsamer Schlaf

7 – 9 Stunden sollte ein erwachsener Mensch normalerweise schlafen, und zwar nachts. Gegen einen kleinen zusätzlichen Mittagsschlaf ist nichts einzuwenden, aber der Nachtschlaf sollte nicht darunter leiden. Wichtig ist der Tiefschlaf, den wir nur erlangen, wenn wir in der Nacht durchgehend schlafen. Dann wird unser Stress reduziert, unser Stoffwechsel wieder repariert und unser Körper hat die Möglichkeit, sich zu regenerieren.

Um nachts gut zu schlafen, sollte man sich vor dem Zubettgehen nichts mehr ansehen oder -hören, dass einen aufregt oder beunruhigt. Es ist aber eine gute Idee, vor dem Schlafen ein angenehmes Buch zu lesen. Wichtig ist, mit positiven Gedanken einzuschlafen.

Sei glücklich!

Dies ist ein machtvolles Rezept, um den Stress abzubauen und ein glücklicheres Leben zu führen. Versuche, nur das zu tun, was dich glücklich macht, und genieße das, was du tust. Sei dankbar, auch für die kleinen Dinge.

Andere

Abnehmerfolge richtig registrieren

Wenn du durch den beschleunigten Stoffwechsel abnehmen willst und deinen Fortschritt sehen möchtest, solltest du Folgendes tun:

- Zu Beginn:
  - Besorge dir ein Heft, einen Block oder zumindest ein Stück Papier, um die Resultate festzuhalten.
  - Wiege dich und notiere das Resultat
  - Messe deine Problemzonen mit einem Maßband und schreibe die Resultate auf.
  - Mache Fotos von deinem Körper mit wenig Kleidung: von vorne, von hinten und von der Seite. Wenn dir jemand helfen kann, ist das sicher die beste Methode. Wenn nicht, kannst du es auch mit dem Handy und vor einem Spiegel machen.
- Nach einem Monat:
  - Wiege, messe und fotografiere dich von Neuen und schreibe diese neuen Werte neben die vorherigen.

  - Vergleiche nun, was du geschafft hast. So brauchst du nicht auf die Waage vertrauen.
- Wiederhole dies jeden Monat, nicht öfter, bis du dein Wunschgewicht erreicht hast. Nicht öfter, damit du dich nicht stresst. Deine Werte, aber vor allem deine Fotos sollten dir einen besser proportionierten und strafferen Körper präsentieren.

Halte diese praktischen Regeln ein, und du wirst sehen, dass dein aus dem Gleichgewicht geratener Stoffwechsel bald wieder wie am Schnürchen funktioniert. Wenn es erst so weit ist, brauchst du nicht mehr alle Regeln so wörtlich zu befolgen. Ein aktiver Stoffwechsel kann Ausnahmen ohne Weiteres verkraften, wenn wir sie nicht zu oft machen. Du kannst dann also auch ruhig mal ein Eis mit Schlagsahne oder einen Hamburger mit Pommes essen, ohne dass sie ansetzen oder dein Stoffwechsel entgleist.

Vergiss aber auch nicht, dass ein gesunder Stoffwechsel nicht nur unser Gewicht im Zaum hält, sondern uns auch besser und energiegeladener fühlen lässt, uns aber vor allem mehr Gesundheit und ein längeres Leben gibt.

Wenn du die Spielregeln beachtest, wird das funktionieren.

Die in diesem Buch angesprochenen Ratschläge sind sowohl für Frauen wie auch für Männer geeignet, wenn vielleicht auch die Frauen mehr Probleme mit einem aus den Gleisen geratenem Stoffwechsel haben, weil sich der veränderte Hormonhaushalt bei ihnen besonders bemerkbar macht.

Stoffwechseldiät für jedes Alter

Nicht jede Stoffwechseldiät, die angeboten wird, ist einfach durchzuführen oder bringt auch langfristig Ergebnisse. Viele Leute kritisieren die Diäten, um den Stoffwechsel anzuregen, weil sie zu streng sind, also schwer durchzuführen und vor allem einzuhalten sind, und man nach ihrer Beendigung schnell wieder zum Ausgangsgewicht zurückkommt.

Ein anderer Vorschlag, der fast an Magie grenzt, ist die Stoffwechseldiät von der nordamerikanischen Ernährungswissenschaftlerin und Bestsellerautorin Haylie Pomroy, die in ihren Büchern einen neuen Ansatz zum Abnehmen vorschlägt, und zwar mit einer Rotationsdiät, die uns viel essen und trotzdem abnehmen lässt. Natürlich brauchen daher auch keine Kalorien gezählt zu werden. In einem Vierwochenprogramm wird unser Stoffwechsel wieder auf Vordermann gebracht, indem man ihn immer von Neuem mit verschiedenem Essen überrascht. So hat er keine Gelegenheit, einzuschlafen. Die Mahlzeitenkombinationen werden dazu in einem

Rhythmus von zwei bis drei Tagen abgewechselt: Es wird gewechselt zwischen eiweißhaltiger Nahrung, reichlich Kohlenhydraten und mehr gesunden Fetten.

Sie präsentiert in ihrem ersten Buch **Fast Metabolism Diät** (Bei Amazon auch in Deutschland erhältlich [https://www.amazon.de/Fast-Metabolism-Di%C3%A4t-essen-abnehmen/dp/3833838132]) die Diät an sich mit der kompletten, aber einfach gehaltenen Erklärung aller wissenschaftlichen Grundlagen und einem ausführlichen Wochenplan, den man einzuhalten hat, wenn man wirkliche Erfolge sehen will. Aber das Einhalten ist nicht schwierig, da die „Diät" viele Möglichkeiten für jeden Geschmack bietet und außerdem eine reichhaltige Rezeptauswahl hat.

In einem zweiten Buch, **The Burn** (Amazon: [https://www.amazon.de/Burn-Verbrenne-Fettpolster-Einzeltitel-Ern%C3%A4hrung/dp/3833846127]), bietet sie drei verschiedene Power-Abnehmpläne an, die für Menschen sind, bei denen die Pfunde einfach nicht purzeln wollen. Dabei geht sie auf drei ganz spezifische, aber typische Gesundheitsprobleme ein, die unser Gewicht und unseren Stoffwechsel beeinträchtigen:

- in drei Tagen drei Pfund abnehmen bei entzündlichen Prozessen im Körper
- in fünf Tagen fünf Pfund abnehmen bei Verdauungsstörungen
- in zehn Tagen zehn Pfund abnehmen bei Hormondysbalancen.

Diese Powerpläne, die das Fett schmelzen lassen – daher der Name des Buches, funktionieren auch als Kickstart für den Einstieg in die Stoffwechseldiät aus dem ersten Buch. Zusätzlich präsentiert sie auch in diesem Buch viele leckere Rezepte, sodass das Durchhalten leicht gemacht wird, und weitere Tipps, um uns wohlzufühlen.

Zu guter Letzt existiert noch das Kochbuch **The Fast Metabolism Diet Cookbook** (Amazon: [https://www.amazon.de/Fast-Metabolism-

Diet-Cookbook-Weight/dp/0770436234]) mit 200 weiteren, leckeren Rezepten, um 10 Kilo in 28 Tagen abzunehmen, in dem auch Veganer und Vegetarianer auf ihre Kosten kommen, aber ebenso Personen, die sich gluten- und laktosefrei ernähren wollen bzw. andere Allergien haben.

Haylie Pomroys Bücher, die New York Times Bestseller waren, sind humorvoll geschrieben und leicht zu lesen. Du wirst erstaunt sein, was du in diesen Büchern alles noch dazulernen kannst. Und wenn du durch viele Diäten schon die Lust aufs Abnehmen und Essen verloren hast, bekommst du sie hier wieder zurück. Die Bücher motivieren!

Die Autorin mit vier eigenen Kliniken hat unter den Prominenten wie auch in Ärztekreisen hohes Ansehen und tritt ebenso im Fernsehen auf. Einige bekannte Kunden ihrer Liste sind Jennifer Lopez, Cher, Raquel Welch und Reese Witherspoon.

Fazit

Wie du sehen konntest, ist das Programm, um deinen Stoffwechsel wieder anzuregen, gar nicht kompliziert und schon gar nicht so unangenehm, wie eine Diät durchzuführen, die keinen Spaß macht, schlecht schmeckt, ungesund ernährt und vor allem am Ende nur wieder keine positiven Resultate bringt. Wenn du sie überhaupt durchgehalten hast ...

Mit den Tipps, die du hier in diesem Buch bekommst, kannst du gleich verschiedene Dinge lösen:

- einen eingeschlafenen Stoffwechsel wieder auf Trab bringen
- überschüssige Fettpolster auf Dauer verlieren
- einen gut funktionierenden Stoffwechsel erhalten
- deine Gesundheit fördern.

Du solltest die hier vorgeschlagenen Vorgehensweisen in dein tägliches Leben integrieren, damit sie zu einer Gewohnheit werden. Dann brauchst du dich um deinen Stoffwechsel gar nicht mehr zu sorgen, und das Thema Abnehmen vergisst du langsam aber sicher auch. Du wirst dich freuen, wie gut du dich fühlen kannst.

Am besten fängst du gleich an!

Über den Autor

Sollte Dir mein Buch gefallen haben,….

…dann gebe gerne eine positive Rezension auf Amazon.de ab und helfe Anderen dabei, in den Genuss dieses Buches zu kommen.

Weitere Werke und einen kurzen Einblick in mein Leben findest du auf meiner Autorenseite von Amazon. Diese werden dir einen ähnlichen Mehrwert bieten wie dieser Text, das verspreche ich dir!

Deine Isabella Dresner

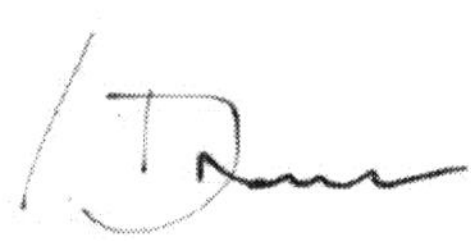

LINK zur Autorenseite:

https://www.amazon.de/Isabella-Dresner/e/B07GPSKGY1

Kontakt: Patrick Ziegler/Hintermeierstraße 21a/80999 München
Covergestaltung: Germancreative
Coverfoto: depositphotos